LOVE & SEX

高质量亲密关系

童立 ◎ 著

东方出版社
The Oriental Press

图书在版编目（CIP）数据

高质量亲密关系 / 童立 著 . —北京：东方出版社 , 2022.5
ISBN 978-7-5207-2694-8

Ⅰ . ①高… Ⅱ . ①童… Ⅲ . ①性教育 – 通俗读物 Ⅳ . ① R167-49

中国版本图书馆 CIP 数据核字（2022）第 041161 号

高质量亲密关系
GAOZHILIANG QINMI GUANXI

作　　者：童　立
责任编辑：刘　峥
出　　版：东方出版社
发　　行：人民东方出版传媒有限公司
地　　址：北京市西城区北三环中路 6 号
邮　　编：100120
印　　刷：三河华润印刷有限公司
版　　次：2022 年 5 月第 1 版
印　　次：2022 年 5 月第 1 次印刷
开　　本：880 毫米 × 1230 毫米　1/32
印　　张：10.25
字　　数：183 千字
书　　号：ISBN 978-7-5207-2694-8
定　　价：58.00 元
发行电话：（010）85924663　85924644　85924641

我是爱你的，你是自由的，

性是美好的，爱是美好的，性爱合一更美好。

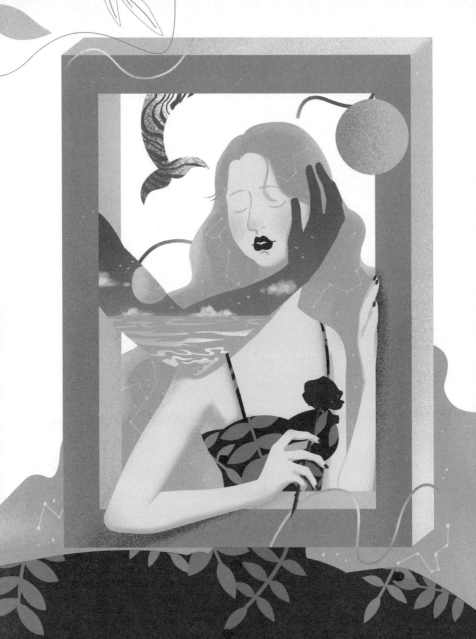

你会发现你跟伴侣的关系很有可能就是自己跟自己的关系，
伴侣只是提供一面镜子，照出你自己的喜怒哀乐；
能够处理好自己的内在世界，就能把外部的许多关系处理好。

性和谐会推动亲密关系的正循环，
让亲密关系变得稳定、滋养。

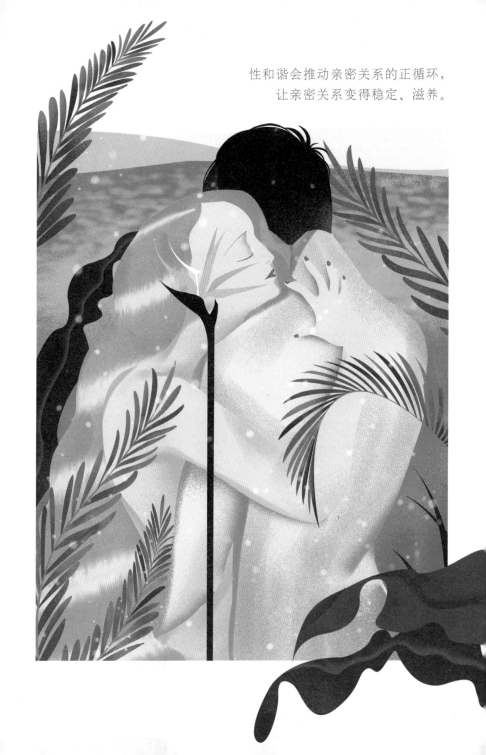

目 录

第一部分

性的秘密——认识性，理解性，掌握性

第三部分
性与爱的秘密——性是美好的，爱是艰难的，准备好面对本书中涉及的案例皆为本人咨询中的真实案例，在来访者同意的情况下发出。为保护来访者隐私，有关个人背景信息的部分都做了处理。

感谢北京市第一中西医结合医院付虹医生对本书给予的医学支持和指导。

第一部分

性的秘密

认识性
理解性
掌握性

食色，性也。

——《孟子·告子上》

第一章
性对你来说意味着什么？

性（sexuality）对你来说意味着什么？是性欲冲动，还是爱情的基石？它在你的人生中重要吗？你的成长过程中接受过性教育吗？到底什么是性教育？是不是跟青春期的孩子讲生理卫生呢？抑或是教导人们远离性侵害？其实这些只是性教育的冰山一角，性教育有着更广阔的意义。

我也并不是一开始就了解这些，从事多年青年人性教育和性心理咨询后。我认为：性是美好的存在，性教育是唤醒人们内在对性"真、善、美"的理解和追求。

我一直相信人们内在就有对性的科学、积极、健康的认识，只是我们在后天的文化中被不断地建构，使得我们对性有一些误解和偏见。性教育的过程就是唤醒人们内在对性、爱、美、生命和责任的更清晰的认识。

本章期待能带你从不同视角理解和看待性。如果你在阅读过程中并不认同其中的理念和观点也没有关系，就让它存在，因为一个成年人成熟的标志就是拥有不同的价值理念。

一、性在我们生命中的重要性

当我决定去报考华中师范大学人类性学这个专业时，我并没有告诉父母，直到我通过了研究生面试，马上就要选择研究方向的时候，年轻的我还是决定跟传统且保守的父母商量一下，因为我并不打算去做一个生物学工程师，而是学习人类性学——这两者的差距还是有点大。

首先，我给老爸打了个电话。我记得我说出"人类性学"这四个字的时候，还有点脸红，毕竟从来没有跟老父亲谈过性这个话题。我跟他解释这个专业方向在全国设置比较少，设在生科院已经有十几年了，导师是知名的性学家彭晓辉等等。他意识到这是全国一流高校的一个研究方向，很是吃惊，他没想到居然还有这个专业。听了我的解释，他似乎觉得好像也没有什么大问题。

只是他非常困惑："你这个专业未来怎么找工作？"

我被录取的那一年，正是我的师姐彭露露因坚持要找一份性教育的工作而被社会和媒体广泛关注的时候。我用一种初生牛犊不怕虎的自信告诉那个从来没有给我做过性教育的老爸："没事，如果这个社会不能提供性教育的讲台，那我们就自己搭建一个这样的舞台。"

老爸没有搭话。

沉默让我变得十分尴尬，我不得不再次逞强地说："大不了，去卖成人用品。"

老爸沉默了一会儿，然后说：你自己定吧，或者问下你妈。

那时我们父子之间的话并不多。我只是一个大男孩，还在努力地向父亲证明我自己。

电话转给了我妈。她很惊讶、很意外，在她眼里，我一直都是单纯无知的乖宝宝，怎么会选择这样一个让人羞于谈及的专业呢？她不是很能理解，反复和我确认："儿子，你真的喜欢这个专业吗？"

我想了想，明确地告诉她："我真的喜欢，我明确地知道我不喜欢做生物实验。这个专业主要是从事调查研究，工作方向是性教育，我觉得这应该是很有趣的一门学科，未来也会很有意义。"

她说："好吧，儿子，人一辈子做点自己喜欢的事不容易。你要真的喜欢学这个，那就放手去做吧。"

得到了家人的鼓励和支持，我开启了我的研究生生活。那时候微博刚刚兴起，我给自己起了一个网名，叫作"性学研究僧"——"僧"意味着苦旅和修行，"性学"感觉上又那么灿烂和浪漫，两者似乎有一种悖论，我很喜欢这个名字。而后，我在这条自己选择的路上越走越远。

那一年，我23岁，上课、做调研、写文章，我开始了痛并快乐的旅程。

在此之前，我接受的性教育就是高中时在家里偷偷看过《家庭医生》和在深夜广播里听到了一些老中医科普的补肾壮阳的秘方。

在读研究生的三年里，我自己的性态度和价值观发生了巨大的改变，一方面是因为我自此之后把性当作一个研究对象，去刨根问底地撕开，看看它到底是什么？意味着什么？这让我变得更加积极地面对性的各种问题；另一方面是因为我听过很多人关于性的困惑和迷茫，也让我更加深刻地理解性问题的复杂。

对性，我变得更加积极、客观、冷静。

很多人可能和我一样，在对性的理解上，最开始都只是受家庭和社会文化的熏陶，并未科学、系统地学习和了解性。

本书也没办法把性学非常系统地、全面地分享给大家，因为人类性学非常庞大。我希望把我看到的、理解到的分享给你。如果我这些对性的理解和看法能够让你有所思考、有所启发和借鉴，那就足够了。

1. 性不是羞耻，而是隐私

这几年，我陆陆续续在微博上回答了超过 2 万个各种各样的关于"性"的问题，走进过上百所高校普及性教育。当我走进校园给同学们上性教育课的时候，我都会问同学们：当你们看到"性"这个字的时候会想到什么？男同学们略带羞涩又兴奋地道："啪啪啪！"接着可能会有同学陆续补充：性爱，生育，安全套，性别，同性恋，性教育，爱情，男人，女人等等。

这仿佛告诉我们"性"不是单一的、机械的活塞运动，而是内涵丰富的词。我们专业上一直用 sexuality 替代 sex，就是用"全性""性象""性存在"替代性这个词。但考虑翻译的信、达、雅，我还是会直接使用性这个词。但是我想说，通常我们讨论的性不仅仅是性行为，本书中提到的性都是"全性""性象""性存在"；需要具体强调性的其他层面时，我会使用其他的专有名词替代，以帮助读者更好地思考性。

《孟子·告子》中有"食色，性也"的说法，说的是食欲和性欲一样都是人类的本能；在《礼记》里讲"饮食男女，人之大欲存焉"；说的是人类大概就是两个问题：一个生活的问题，一个性的问题；孔子还有一句话——"吾未见好德如好色者也"，意思是：我没有见过一个人坚守道德的程度超越了他们对于性的需求。性是本能的，生物的，男人的，女人的，心理的，同时也是社会文化的。

性学泰斗阮芳赋先生曾经说过一句很有哲理的话："性就是性本身，不是性以外任何其他的事物。"这就像余华写的那样，"人是为了活着本身而活着，而不是为了活着之外的任何事物而活着"。

所以，性到底是什么，这个问题既简单又复杂。

人的一生都会跟性有关，生命也由性而来。性命攸关。

但很多人最大的误区是对性有一种强烈的羞耻感，哪怕是在性教育这个非常基本的问题上也表现得非常明显。

很多孩子都会问一个跟"性"有关的问题：我从哪儿来？

这可能是一个历史性的话题，我们"60后"的父母可能会告诉孩子：你是从垃圾堆里捡来的；我们"70后"的父母有了手机，会告诉孩子：你是妈妈充话费送的；抑或是现在"80后"的父母特别流行的说法：孩子，你是我们蹭隔壁老王的 Wi-Fi 下载来的。

国人在谈跟性有关的话题时总是习惯性地害羞、逃避。其实要回答孩子这样的问题并不难：你是爸爸妈妈一起生出来的，是我们爱的结晶。

有个朋友特别重视性教育，有天他 6 岁的女儿放学回家问他："爸爸爸爸，我们从哪儿来？"这个爸爸愣了一下，他想性教育的机会来了。于是，他跟孩子说："来，宝贝，你到沙发上坐好。爸爸跟你讲，爸爸妈妈结婚以后特别恩爱，有天晚上，爸爸在妈妈体内放入一颗种子，这颗种子跟妈妈身体中的一颗种子结合了，就变成了你，然后你住在妈妈肚子里的一个小房间，一天天长大，经过 10 个月的孕育，你觉得房子太小，想走出来看看，于是妈妈就把你生出来了。"女儿若有所悟地点了点头，一脸茫然地看着爸爸："爸爸，你说的这个怎么这么复杂？我的同学不是从济南来的就是从北京来的，我们不应该是从青岛来的吗？"

虽然这是一个笑话，但是这个笑话传递了两个信息：首先是我们的家庭也越来越意识到孩子需要性教育，特别是性的安全和健康教育。其次是我们发现孩子比我们父母更加单纯地看待和理解性。

有一天，我的三个孩子吵着要我给他们读荷兰专家波林·奥德的性教育绘本《宝宝从哪里来》，书中清晰、直白地表达了阴茎放入阴道的过程是父母表达亲密的一种方式，这个过程中有精子和卵子的结合。当我读到这里时，我发现我的孩子们——两个5岁，一个8岁——没有任何的羞涩、不安，他们也没有疑问，也没有像很多家长担心的那样刨根问底，而是就跟我带他们读其他书籍一样。

其实人出生的时候对性是没有羞耻感的，羞耻感是后天植入人们思想中的。而就是羞耻感，蒙蔽了人们科学、理性地看待性的双眼。我们总是习惯性地将无知无畏理解为一种纯洁。而这会造成很多悲剧，比如不了解性是隐私，导致不会自我保护；不了解性安全，导致不知道如何避孕，不知道如何拒绝不舒服的性接触。性羞耻甚至会让我们回避和拒绝性的愉悦。可以说，性羞耻是我们理解各种性问题的最大的障碍。

国内知名的性心理专家、精神分析师丛中老师，有次在上课的时候，问我们在孩子几岁的时候告诉他性是羞耻的？

答案是：永远不要。**因为性不是羞耻的，而是一种隐私。**我们的身体不是羞耻的，我们的情欲不是羞耻的，我们对性的无知无畏才应该让我们感到羞耻。

我们的文化对性有巨大的羞耻感，这种羞耻感使得我们在学校、家庭、社区中都会回避性的问题。性的问题贯穿着人的一生，我们不可能一直回避它，唯有克服这种羞耻感，正视它、讨论它、积极地看待它，很多问题就不攻自破、迎刃而解了。

2. 性不是问题和灾难，而是生命、爱和责任

做性教育不是因为性有问题才做，而是因为性教育关乎生命、爱和责任。

在大学生的性教育中常常会提到一个数据：每年全国有1300万人工流产发生。我们看不到安全套的广告，却发现偌大的公交站牌上赫然贴着"梦幻无痛三分钟解决您的烦恼，凭学生证三折优惠"的广告。我们的电影也是"无堕胎不青春"，电影《匆匆那年》的方茴意外怀孕堕胎；《同桌的你》单纯文静的周小栀意外怀孕堕胎；《致青春》里那个美丽动人的阮莞也堕胎了，这不禁让我想到，是不是"70后"、"80后"想通过这样的电影来告诉年青一代，他们因缺乏性教育而接受的惨痛教训？

可能很多人要问，我们有互联网，怎么会缺乏性教育呢？打开搜索引擎，输入"性教育"，你会发现绝大多数的人是通过非法途径或者零散的信息完成了性教育的启蒙。这种性教育到现在也依然没有得到很大的改变。我们在一定程度上开始重视生理卫生教育，但这远远不够。**好的性教育是关于生命和爱的，是帮助我们用科学的视角看待性，增加人们生活中的具体能力，具有性别平等视角的教育。**

社会发展到今天，我们知道每个人都需要性教育，可事实上懂性教育的人不多，做的人也不多，给你挑毛病的人却很多，说你尺度不对、内容不当、没有作用。当然，正是这样的环境鞭策着我们不断完善和进步。

北京师范大学刘文利教授出版的儿童性教育读本《珍爱生命》就被一位家长质疑尺度过大，被强制下架。

我也遭到过质疑。我曾在大学里分发安全套、避孕药等，当时网上有很多不认可我的做法的声音，说这是变相地鼓励大学生谈恋爱、发生性关系。真的是这样吗？

关于安全套进校园，我打一个比喻，那就是学校的教学楼每一层都配有灭火器，每个学期都可能有一次或者两次消防讲座，而学校并不是火灾频发的地方，配备灭火器是为了在发生火灾的时候，学生们可以用于自救。而安全套进校园也是方便学生在需要发生性关系或者遭遇不情愿的性关系时可以让自己免于意外怀孕或者感染性传播疾病等。所以高校应该有安全套售卖，老师也应该要像普及消防知识一样普及避孕知识。这并不是鼓励学生发生性关系，就像在教学楼里放灭火器并不是鼓励学生去放火一样。虽然把安全套比喻成灭火器，把性比喻成火，把大学生发生性关系比喻为"一不小心的失火"特别不恰当，但是它们还是有一个共同点，就是搞不好都会"出人命"。

毕竟避孕这件事，不成功，便"成人"。

关于大学生恋爱，作为性教育工作者，我是明确鼓励和支持的。因为在谈恋爱的过程中，第一，你可以学习如何建立、维护亲密关系；第二，你可以通过谈恋爱，认识你自己、了解你自己。**能够很好地处理亲密关系是一种能力和智慧，这种能力是需要通过学习和实践来提高的。**

有些家长，在孩子读初中、高中，甚至大学都不让他谈恋爱，然后等孩子大学一毕业，就催着对感情和性一无所知的孩子立刻找一个各方面都特别优秀的人谈恋爱、结婚，还要马上生一个大胖小子。

这难道不是天真和荒诞吗？

安全套的发放和大学生性教育的开展并不总是为了防止各种问题的发生，也并不是一味地鼓励性行为的发生。更多的时候，我们希望传递"**性意味着生命，意味着责任**"的价值观，对于成年人来说，这应该是一件跟自己的健康、亲密关系息息相关，影响我们一生的事情。

3. 人这一生遇到性问题的概率是100%

我们回顾一下生命历程中跟性有关的大事件，首先，从一出生，父母就会根据我们的外部生殖器官给我们判定性别，取一个名字；我们3岁左右知道了自己是男孩还是女孩，还朦胧地知道自己喜欢的人的样子；6岁的时候，我们知道了"我从哪儿来"，并了解了自己的隐私部位；在10岁左右，老师或者爸妈告诉我们遗精和月经的生理知识，保障我们的身体发育得很好、很顺利；在18岁之前，我们保护好自己不受到任何的"邪恶"的碰触；终于到了大学，不用再担心"早恋"影响高考成绩了，我们没有因为被拒绝而伤害别人，没有因为提出分手被人伤害，也没有因为失恋被抛弃而反复一夜情或者纵情声色，从而感染性传播疾病。

总之，我们终于按照书上说的有节制地自慰并压抑着体内的洪荒之力，走向婚姻的殿堂，终于可以有规律、稳定的性生活，有了爱的结晶。有些人可能在婚前就有了第一次性体验，而有些人是在婚后才开始性生活。总之，性生活的大门会在结婚之后彻底打开。

如果说婚姻是爱情的坟墓，那我们在结婚后还勇敢地击退了前来盗墓的小三。可是，一转眼就人到中年了，感觉缺乏激情或者力不从心；结婚多年，性生活越来越少，体验越来越糟糕。可能你想回避这个问题，觉得有点羞涩、有点难以启齿，最后你或许会发现你从来没有跟你的伴侣沟通过"我们可以有怎样的性生活"这个话题。也许等你真正的老了，你会发现，你依然有性的需要，但是似乎没人理解你，你特别害怕别人用异样的眼光看你。

可以说人这一生遇到性问题的概率是100%，而性教育不仅会帮助你解决这些问题，同时还可以让你在未来的生活中做出更好的选择，更好地规避性的风险、享受性的乐趣。所以用积极的态度拥抱性教育吧，它告诉我们什么是爱，什么是快乐，什么是生命。

每一个人的生命都是通过性来到这个世界上的，我们却对自己来到这个世界的方式——性持有羞耻和偏见的态度，事实上我们应该好好研究它。

历史告诉我们，性学研究和性教育的路是曲折的。美国性学家金赛因为证明女人也有性欲而引起公众狂怒，麦卡锡污蔑他的研究，说他伤害了美国人民的民族自尊心；玛格丽特·桑格夫人因为替妇女争取避孕权，前后 8 次入狱，受到教会、医学界的谴责；留法性学博士张竞生，因写《性史》而被整个社会咒骂，差点儿被枪毙；性学家彭晓辉教授在性文化节上讲性是人类性福之本，被大妈泼粪……

可能很多人不会是性学家或者性教育专职工作者，但是大家都需要给自己的孩子提供安全的性环境和科学的性知识，可能需要告诉身边的朋友保护好自己的方法或者帮助他们做出选择，可能需要和自己的伴侣坦诚地沟通彼此身体和心灵的需要。

这就是性在我们生命中的重要性，它涉及每个人的身心健康和亲密关系。权威、科学、先进的性知识总是在不断地更新，我们无法了解和掌握全部。但是我想应对性的问题最简单有效的方法就是用一种阳光、自然、坦荡的心态去面对，并从科学的视角去思考它、回答它。

二、性学发展史

2011 年我在华中师范大学生命科学学院学习人类性学，我的导师彭晓辉教授在教授一门十分火爆的本科生课程——《性科学概论》，等学期结束，我觉得"性"变成了可以用科学去测量、思考和研究的一样事物。所以，我觉得看待性，需要你用科学的眼光，科学是一切愚昧无知的照妖镜。

从人类诞生开始，性就伴随着我们，曾经被认为是生育的源泉而得到崇拜，也曾被认为是堕落的象征而遭到禁锢。到今天，人们仍在讨论性，并且对其有着诸多误解。但是他们忘了，随着性学的发展，性学已然成为一门跨领域的综合学科——性学的议题早已涉及生物学、医学、心理学、统计学、流行病学、社会学等学科。

如果我们站在不断求真的科学视角去看待性与爱的问题，也许很多问题可以得到答案。现在简单回顾一下性学的历史：

1. 性学的建立

性学是一门非常严谨的学科，最早被正式称为一个学科是在德国。它的创始人叫克拉夫特－埃宾。1886 年，即光绪十二年，克拉夫特－埃宾出版了《性心理病》的著作，标志着性学的开始。这本书收录了许多恋物、施虐、受虐以及同性恋相关的案例，并且他将维多利亚时期，除夫妻之外的性交都定义为一种病态；把自慰（当时称之为手淫）认定为是这一切非规范化的性行为的罪恶之源。他还认为像发际线过高、身体虚弱、视力模糊、佝偻病等通通都是由自慰引起的，自慰成了一种原罪。因此，人们当时对自慰有诸多误解。

在同一时期，还有一个人叫赫希菲尔德，他创建了目前世界上最大的性学资料库，并公开承认了自己是一个同性恋。他认为同性恋不是一种疾病。在他的努力下，德国在法律上废除了反同性恋法和对同性恋者的监禁。

2. 性学初发展

十几年后，性学进入了性心理学的阶段，著名的心理学大师弗洛伊德横空出世。他是著名的精神病学家、精神分析的创始人。弗洛伊德从精神分析的角度出发，认为性是一切的本能，是最重要的东西。他把人类的性分为了几个时期：口唇期、肛门期、性器期、潜伏期和生殖期，并系统地探索了儿童性欲的发展规律。俄狄浦斯情结（恋母情结）和阉割情结即是由他提出。

弗洛伊德还提出了一个影响深远的重要理论，即女性的性高潮有两种：一种叫作阴蒂高潮，另一种叫作阴道高潮。他认为女性如果只有阴蒂高潮是一种幼稚的、小女孩的、不成熟的状态，唯有男人给女人的阴道高潮才是一件成熟女人应该拥有的事情。这种认知直到许多年后女权主义兴起，波伏娃的《第二性》出版后才开始改变。但即便如此，今日仍有许多人持有这种认知。后来，这种认知被马斯特斯和约翰逊的实验研究推翻了。

当时有一种精神障碍叫作歇斯底里症（癔症，现在被称为分离性障碍），弗洛伊德用催眠的方法治疗患者，开创了精神分析的先河。在英国有一名医生，用另外一种更大胆、神奇的方法，也得到了不错的效果。当时许多35岁到45岁的女性常会感到莫名的烦躁，下腹坠胀，容易暴躁。这位医生发明了一种治疗手段，将他自己的手指放入女性阴道，按摩她们，让她们达到性高潮。这种治疗方式竟然非常有效，大部分女性歇斯底里的情绪得到了缓解，精神状态也变好了。自此以后，英国的贵族妇女就在他的诊所前排起了长龙。但他的手，尤其是手指，在高速运动的频率之下红肿了，且麻木酸痛，他只好采用冰敷的方式给手镇痛。可是门前的患者络绎不绝，最后他实在没有办法了，就向一位搞电器的朋友求助。朋友帮他发明了一种医用震动棒，帮助医生来操作。后来这种医用震动棒走出了临床，进入了大家的日常生活中，成为一件日用品。这就是现代性玩具的历史来源。

要知道当时的英国正处于清教徒盛行的时代，极端保守和沉闷。在这样的背景下，一个叫霭理士的人，花了大概20年的时间，写了《性心理学研究》一书。他根据生物进化理论，全面考察了人类性问题，批判了西方基督教残酷的道德观念和习俗，拨开了人类性行为的层层迷雾，并指出性的健康发展对人类社会具有重要意义。这本书被我国潘光旦老先生翻译成中文出版，成为中国性学开始的一个部分。

霭理士最主要的理论和论断，是推翻了克拉夫特－埃宾对自慰的认识。他认为自慰是普遍存在的现象，没有任何证据显示自慰和任何心理、生理的问题有关，自慰具有正面积极的作用，并且女性的性欲和男性一样强烈。他被后人认为是第一个对性持有肯定态度的人，也是现代性心理学的开拓者和奠基人。

但在当时，他的这些理论和研究被认为是淫秽作品，虽然流传广泛，特别是在医学领域，但是他的英文版著作一经出版，就被全部收购并销毁，最后不得不在德国出版。

3.跨时代的研究者

性学一直饱受争议，争议中还掺杂着来自各方的道德评价。从最初的一些理论猜想，到精神病学家、心理学家的加入，再到后来生物学家和临床医生的加入，性学虽然有了长足的发展与繁荣，但仍然缺少一位先锋人物——能够打破人们思想禁锢的人物，直到阿尔弗雷德·金赛的出现。

阿尔弗雷德·金赛是美国的生物学家及性学家，被认为是20世纪最具影响力的人物之一。他在哈佛大学获得昆虫学博士学位，之后执教于印第安纳大学动物学系。1938年，印第安纳大学的女学生联合要求学校开设一门跟婚姻与性有关的课程，校方认为在黄蜂研究中做出贡献的生物学家金赛可以完成这一课题，于是金赛开始走上了他性学研究的"不归路"。

他把生物学的一些研究方法应用到人类性行为问题上，用调查问卷和访谈的方式调查了1.7万人，收获了许多具有开创性价值的成果。

金赛对自慰行为重新进行了评估，让自慰成为常态行为，并且减轻了自慰的恶名。他认为自慰是无害的，是独立提供性快感的一种行为。不仅如此，他还指出自慰对女性性高潮的体验非常重要，他鼓励女性自慰，鼓励她们做一些更有利于自己身体包括情欲方面的探索。

美国大众虽然能够接受金赛早期针对男性所做的研究报告，却无法认同他对美国女性自慰、高潮、婚前及婚后性行为或与他人发生性关系等性行为的描述，全国的教会提出抗议，全美叫金赛的人纷纷登报声明自己和金赛博士毫无关系。

4. 现代性学的建立

在金赛之后，性学研究终于进入了实验阶段。美国医生马斯特斯在华盛顿医学院建立了性学实验室，开启了人类性行为的研究。1954 年，他开始着手研究夫妻之间的性功能障碍。随后心理学家约翰逊也加入了马斯特斯的研究。他们不仅是研究上的伙伴，之后还拥有一段22年的婚姻。他们的故事后来被拍成美剧《性爱大师》。

他们用了 10 年时间，邀请了 382 名女性和 312 名男性参加实验，对实验对象的性活动进行试验观察，并通过彩色胶片记录下来，同时加以心电图和脑电图测量，用微型相机和电子装置植入橡胶阴茎内，观察性高潮时女性阴道内发生的反应。

1966 年，他们出版了《人类性反应》一书，得到了学术界和出版界高度的认可和重视。他们的研究成果主要把性反应分为了兴奋期、平台期、高潮期、消退期，且认为男女的性反应非常的相近。他们是现代性治疗的重要奠基人物。

与此同时，一方面，他们彻底否认自慰是有害的，认为自慰在各个层面上都是有益的、健康的，比如说释放性欲望、缓解压力、不会怀孕、不会传播疾病等；另一方面，他们纠正了弗洛伊德关于女性性高潮的区分，认为女性的性高潮全部是由阴蒂带来的，而不是由阴道带来的，阴道高潮更多是在心理上、感官上对亲密关系包括对爱的渴求和需要。

有很多女性会问我，为什么他们没有阴道高潮而只有阴蒂高潮。按照现代的性学理论来讲，**不需要过分地去区别到底是什么样的高潮，重要的是双方的体验**。如果阴道高潮的缺失，造成了心理缺憾，那么你可能需要增加对自己的认识，包括对自己的身体进行更多的探索。

从性学的现代阶段来讲，后来的法国哲学家米歇尔·福柯有个非常重要的理论——社会建构理论。这个理论已经偏向于哲学层次。他认为我们现在所拥有的"性"是"事实"的性，并非与生俱来，而是被这个世界所制造出来的产品，是不断变换的性的话语产物。他不再关注性本身，而开始关注是什么构造了性。所以，到了福柯时代，已经开始有社会学家和哲学家讨论性对于人类的意义，性学作为一个学科终于完整地发展起来。

性学一直是一个受到广泛争议，特别是道德争议的学科，之前的一些研究者都因为研究性学受到各种各样的阻力，有被剥夺研究资金的，有受到强烈抵制而郁郁而终的。我的导师彭晓辉、性学家李银河、潘绥铭、方刚教授也都在网上受到过诸多非议。同时，性学是严谨的，纵观这 130 多年的历史，仅仅是关于自慰这一点，就有不同时代的人采用不同的研究方法对其进行解释，最终才得以描绘它的全貌。

当然，如果你做好了准备，性学的大门随时为你敞开。梳理性学发展史可以知道：首先，性学知识有很多都是在不断更新和进步的；其次，我们看待性的问题不是一分为二、非黑即白的，而是有许多连续的"灰色"地带，不是只有正常和变态，对和错；最后，在性学历史上凡是做出突出贡献的性学家都遭受过不同程度的质疑和诟病。性学是一个非常容易被道德攻击的领域，很多性学家都可能存在于性的污名之中，但我梳理这样一个历史，将其呈现给各位，是希望大家认识到性可以作为人类的研究对象，能从科学的角度给予其解释和理解。

在科学的世界里，我们要追求更多的客观事实，而这一种态度对我们自己和伴侣在遭遇到性问题时，一样有帮助。我们要相信科学的视角，先抛弃掉羞耻和污名化，再逐步寻找解决问题的方案。虽然科学也有很多没能回答清楚的问题，但是至少为我们打开了一扇窗，这种求真和探索的精神就是科学最大的魅力。

三、平等的性

1. 我们需要性别平等，非性别对立

毋庸置疑，我们生活在一个男权文化的大背景之下。在这几年的性教育工作中，我发现女性比男性更愿意学习和了解性。我

想一方面是因为女性面临的风险更高，比如意外怀孕、感染性传播疾病，另一方面是因为女性的性欲望和感受更多地被禁锢、压抑和限制，而我们提供的性教育价值理念，致力于改变这一现象，促进性别平等，让男人理解女人，让男人理解男人，促进和谐与亲密。

"男女平等"是我国的基本国策。不过我想，假如男女之间有一堵墙，这堵墙在很多情况下都是向着男性这边倾斜。如果我们看到了一些男女不平等的事，若持续性地保持中立，就是在某种意义上支持男权主义。所以，无论是男性还是女性，都应该具有性别平等的意识，在男权的背景下思考如何能够更好地促进性别平等。女性主义的本质是促进性别平等，非性别对立。

女性主义在现代社会有着积极的意义，对于性与爱的理解都以女性为主体，以独立的视角去看待。一个女人若拥有女性主义思想，会更关注自身的权力，在很多事情的选择和判断上会更加勇敢和坚强，生命的活力也会绽放得更加灿烂；一个男人若拥有女性主义思想，会更尊重女性，更能理解女性，会抛弃一些对女性的刻板印象，不会物化女性。

在性教育中，我非常强调性别意识，一方面我们会说明男女两性在生理结构上的异同，另一方面我们通常会强调两个性别之间的差异其实非常小，**无论男女，首先都是作为有血有肉的人存在，随后才被社会文化建构和定义。**简单来说，是先有人，才再有男人和女人。人性很多时候是共通的。认识到这种高度的相似性，会促进男女的性别融合，帮青年人树立正确的恋爱观，收获平等和相互尊重的爱情。

大多数的人对男性和女性是具有刻板印象的。这种固定化的思维其实不利于我们认识自己和他人，会让我们变得十分局限。男人被社会要求坚强勇敢、男儿有泪不轻弹，然而有时这种勇敢和坚强并不适用于亲密关系。我们需要男人更好地表达情绪，承认生命的脆弱和无能。女人被传统社会要求善良纯洁，不能放荡，也不能耍心机，然而纯洁有的时候就变成了无知，善良变成了无能。我们鼓励女性更好地释放自己的能量，更好地进行自我保护、自我关照，可以善良，也需要自带锋芒。

需要特别澄清的是，我提倡女性主义，是倡导性别平等。在现实生活中有男性的女性主义者，也有女性的男权主义者。极端的女性主义把男性放在对立面，拳打一切。我们提倡的女性主义是建立在人性与爱的基础之上，帮助人们思考如何更好地应对我们生活中的一些问题和困惑。

2. 没有人告诉我们性是快乐的，但它是事实

我在大学讲座时会设计一个简单的互动游戏，让大学生尽量用生理学词汇来解释所看到的名词或者是动词（有10个左右），同时希望大家从生理学、心理学和社会学的视角思考：你觉得通过这个词，有哪些信息和价值观需要传递给你的小伙伴？

在游戏过程中，我意外地发现"阴蒂"这个词成了难点。有

两所学校恰好是两名女生拿到了这个词，她们表示完全不知道，有一个女生猜测这可能是男性性器官的一部分。这让我感到非常意外。要知道阴蒂是女性外生殖器结构的一部分，而一个接近20岁的女大学生居然不知道。

可能很多人要问：老师，你讲这个的意义是什么？这个不会造成意外怀孕，这个不会防止性侵害，这个跟月经和遗精没有什么关系，这不应该是大学生性教育的内容，你讲这些是不是有些色情？看，你那色眯眯的小眼睛！

我试图分享一些信息给大家：阴蒂是女性外生殖器结构的一部分，阴蒂头位于女性大小阴唇汇合点，上面分布着8000个神经末梢，是男性的阴茎龟头的两倍。如果大家还想了解一些性社会学的知识，我会补充：目前全球有大约30个国家（主要集中在非洲、中东和亚洲）的2亿妇女在婴儿期到15岁之间被切除阴蒂和部分阴唇。这就是传说中惨无人道的割礼，它会剥夺女性的性感受，因为阴蒂唯一的生理功能是获得性快感。

在性教育中，我们常常讨论如何保障性的安全、健康，很少有人谈及性的感受。实际上，性的感受在大多时候是兴奋、愉悦。性的快乐很少被谈及，很多人还是觉得性是羞耻的。

性愉悦和性快乐被我们更多地回避、忽视。这导致了成年后两性关系中的各种不和谐、不满足、不快乐。这跟我们的性文化中性愉悦的启蒙和教育息息相关，因为**从来没有人告诉过我们性是快乐的，但它是事实**。

阴蒂是女性生理结构的一部分，这个结构在小学高年级就可以告诉学生了。在我参与的性教育课中，来自加拿大的性教育专家克莱尔博士，在中国的国际学校给美国孩子上性教育课时就讲了这个词。但在这堂课中，我印象最深的并不是克莱尔博士讲阴蒂，而是他拆开了卫生巾和棉条，让在场的每一个人用手去触摸。那是我第一次用手真实地感受和触摸卫生巾。作为一个男性，我对卫生巾还感到非常陌生。工作中有很多女孩告诉我，她们在没有接受性教育的情况下，看到自己下面不停地流血，都以为自己要死了。而实际上，月经初潮是一个女性开始拥有孕育生命能力的标志，这个时候社会需要传递给女性的价值观不应该是"月经是禁忌、羞耻、倒霉"，而应该是为身为女性而骄傲。

这种骄傲的感觉一直被主流媒体遮掩、忽视，直到2016年奥运选手傅园慧在接受采访时坦率地说道：不能很好地释放洪荒之力，是因为自己来了例假。这让媒体极其罕见地打破了月经的禁忌和羞耻，认真地科普经期护理和棉条的使用。可见科学的性知识可以帮人们扫除愚昧和偏见。

作为性教育老师，我发现还有一类问题在亲密关系中比较常见，且这类问题通常困扰的都是女生，她们会问："老师，男朋友说出去玩只开一间房，我应该怎么办？""老师，男朋友昨天提出要上床，我应该怎么办？"

此时，她们通常会被爱情的压力、道德的审问、自己的价值观撕扯而不知所措，忽视自己身体的情欲。

甄宏丽博士曾经说过："只有中国女性的身体和情欲不再成为爱情或者婚姻的祭品，中国的性教育才真正开始。"因为性教育是要唤醒女性对自己身体和欲望的主人翁意识，让女性拥有享受性快乐的权利。与此相对的，你从没听说过一个男生问"老师，女朋友提出要上床，我应该怎么办？"

在性别刻板印象根深蒂固的社会，女性通常被定义为被动的、服从的、弱势的性别角色。此时唯有唤醒她们独立自主的意识，才能让她们在未来的生活中更好地掌握主动权从而获得幸福。

要知道好的性教育不是代替大家做决定，而是帮助大家做出适合自己的决定，是给大家选择权，而不是把这种权利握在施教者手里。做性教育这么久，有时候特别讨厌"教育"这个词，我理想的教育是尽可能地和你站在平等的位置，去倾听每一个人的声音，从他们的视角去思考和分享。

我是爱你的，你是自由的。我们尊重选择。我们提供开放和包容的讨论空间，提供相对准确和科学的知识，帮助大家做出负责任的选择。而我想向大家强调：在性教育中加入一点女性愉悦，生而骄傲，不被爱情或者婚姻绑架的思想。不过此时我们应该听听更多女性的想法，因为如何在性教育中加入女性主义的料，她们会更有话语权。作为男性，我们应该为她们的勇气和思辨，给予我们真诚和热烈的掌声。

与此同时，作为人类命运的共同体，我倡导男性向女性学习，调查显示男性的平均寿命比女性要短，自杀和罹患癌症的比例都不同程度地高于女性，由此可见，看似"坚强""有力量"的男性其实也有脆弱和无力的一面。

　　男女两性只有共同理解，相互支持才能共享性的安全和愉悦；没有尊重、没有理解、没有平等，就没有性安全，也没有性愉悦——**某种程度上，没有愉悦的性是不安全的。**

1. 对性的态度和关于性的价值观直接影响一个人在性与爱方面的选择和行为。

2. 有人保守、传统,有人开明、勇于冒险,有人积极、热情,生活在一个性多元的世界,我们提倡积极、科学、开明的性价值观。

3. 作为一个性教育工作者,我认为性是积极的、性是美好的、性是快乐的;不可否认的是,性存在不积极、不美好、不快乐的层面,但是我们可以通过全面的、科学的、系统的性教育去防止和杜绝它的发生,或减少它的发生。

4. 性别意识、性别平等在青年人处理亲密关系时有着积极的意义,这样的理念和思想可以帮助大家收获平等、互相尊重、健康、和谐的亲密关系。

5. 克服性的羞耻感以及男女性别的刻板印象并不是一朝一夕的事情,需要我们不断反思和觉察自己的价值观。

6. 本章介绍的是西方性学发展史,建议拓展阅读冯国超的《中国古代性学报告》,从中国人自己的历史视角去看待性,可极大地拓宽你的视野。

第二章
青年人应该掌握的性知识

性的恐惧源于对性的无知。而恐惧和无知会导致很多人无法在性与爱的行为上做出正确选择。作为性教育缺失的一代人，随着时代的发展，性知识的获取途径逐渐从图书、报刊转向了网络；然而令人遗憾的是，有些性知识依然没有得到普及，有些谣言甚至传播得更广。

本章总结了青年人应该了解和掌握的性知识。这些知识可能是你知道的，也可能是你不知道的。有些知识点带着性学或者性教育工作者的观点，也许和传统的性医学看起来是冲突和矛盾的。但我想告诉大家的是，我们的内在都是一致的，只是视角不同而已。除了性生理知识，我们也讨论关于性爱的知识，尤其是在建立亲密关系和组成家庭中关于性爱的知识和误区。

希望这些内容，对你有用。

一、青年人问得最多的性问题

性在互联网上很容易吸引注意力，为了追求流量，很多人都会谈到性的内容，这一定程度上普及了性知识，另一方面也造成性知识的传播质量良莠不齐。缺乏辨别能力的网友无法从中找到正确可靠的性知识，然而，那些错误的性知识会影响我们对性与爱的选择。

我总结了一些常见的被青年人问到最多的性知识供大家参考，这些知识有些涉及生理，有些涉及心理和文化，我按照性别做了分类，但这些知识男人女人都应该了解。

1. 我的阴茎太小，会不会影响我未来的幸福？

很多男性会纠结这个问题，甚至也有女性受到错误的暗示，认为男性阴茎的大小会给自己带来不同的体验。有个粉丝曾经给我投稿说："刚用软尺量了一下小弟弟的长度与周径，长度是14.1厘米，周径是12厘米，又想起以前有人说18厘米，觉得有些自卑。"

后来我告诉他男性阴茎长短和大小的相关数据：勃起之后的平均长度为 13.07±1.12 厘米，正常范围为 10.87 ～ 15.27 厘米；勃起之后周径为 10.76 厘米 ±0.89 厘米，正常范围为 9.02 ～ 12.50 厘米，直径约 3.5 厘米。

所以如果自己测评已经在正常范围以内了，那么就不必感到自卑和担心。事实上，女性的性敏感部位绝大多数集中在阴道的外 1/3，所以阴茎的大小对实质的性交无明显的影响，性生活的质量更取决于情感状态、阴茎勃起的硬度。阴茎长短和性能力没有必然联系。

其实男性担心自己阴茎的大小问题，一方面是受到文化的影响，觉得拥有一个大的阴茎会让别人羡慕；另一方面是想要去满足女性的性需要。但是他们不知道的是，**能否满足一个女人，从来不是取决于男人阴茎的长短、大小，而是取决于一个男人思想的深度、心胸的宽度和人格的高度。**

2. 男人是不是要去割包皮？

在没有引进西医前，国内包皮环切这一手术的比例几乎为 0。古人秉承"身体发肤，受之父母"的孝经，不敢轻易损毁身体，只有少数民族有行割礼的传统。当今社会，穆斯林和犹太人是几个割除包皮比例较高的族群。而这样的局面很大程度上是受到宗教和维多利亚时代的禁欲主义思潮影响。

现如今我们经常能看到男性包皮环切的广告，有的广告宣传物料上还写着"三人同行，一人免费"，有些大学生到了暑假甚至以宿舍为单位去割包皮，还有的广告丧心病狂地写着这样的宣传语：儿子割包皮，爸爸去哪儿了？第二根半价！

难道现在每个男人都需要割包皮吗？

国人普遍认为割包皮的主要原因是包皮过长和包茎。包皮是阴茎皮肤覆盖在阴茎龟头处褶成双层的皮肤。男性婴幼儿期，包皮较长，包皮包绕阴茎，使龟头及尿道外口不能显露；随着年龄的增长，阴茎和包皮逐渐发育；到了青春期时，包皮向后退缩；至成人期，龟头露出，阴茎勃起时可以露出冠状沟。

我小的时候，是看不到自己的冠状沟的。随着每天的晨勃和发育，我清晰地记得，有一天，我的冠状沟出来了（14岁左右）。我当时大惊失色，心想是不是自慰出什么问题了？但是，因为阴茎不痛不痒，而且还感觉威武雄壮，我便没放在心上。后来的某天，我看了关于生物进化的书才恍然大悟——冠状沟进化是为了把其他雄性射精的精液带出来，以增加自己基因传递的可能性。

美国疾病控制与预防中心（CDC）2015年的研究显示：包皮环切术会降低尿路感染、几种性传播疾病、阴茎癌、包茎、龟头炎（包皮炎症和阴茎头炎症）以及HIV（艾滋病病毒）感染的风险。声明中还表示，切除包皮对女性伴侣的健康也有好处，由人乳头瘤病毒导致的宫颈癌风险会降低。

事实上，男性自幼都有生理性的包皮过长。大多数男性随着阴茎的自然成长，包皮就会自然回缩。然而，自然的力量是有限的，难以使所有男性的包皮都回缩到较理想的状态，部分男性会留下一点遗憾。据统计，男性到了成年，包皮过长的发生率为48.97%。普遍认为：如果存在包皮过长但不影响正常生活，可以不用进行手术，但包皮过长的男性朋友要多注意个人卫生，要经常翻洗龟头，以预防龟头炎，同时减少细菌的滋生。

身体是你自己的，如果你觉得包皮过长不好看，想去割一刀也无可厚非，这也并没有什么太大的不妥。对于成年人而言，割或者不割都只是个人的抉择。如果你依然觉得你需要做这个手术的话，那么，建议你找一个靠谱的医院，做好术前和术后的准备，以免发生比包皮过长更令人不愉快的意外。

3. 偶尔不行或者射精太快就是不行？

男性一直不允许自己在性方面"失败"。很多男性，特别是年轻的男性，在遇到自己偶尔出现的性功能问题的时候，会给自己贴上"阳痿"和"早泄"的标签，而实际上这是非常错误的想法。

临床上对于勃起功能障碍（阳痿 ED）和射精过早（早泄 PE）都有着严格的诊断标准。通常都是需要观察在过去半年70% 以上的性生活中出现了勃起障碍或者射精过早的情况，且伴随着严重的心理压力，比如痛苦、焦虑、人际关系的困难，比如回避性生活或对伴侣不满，造成了主观的痛苦才能被诊断为性功能障碍。

偶尔出现的勃起不好、射精过快属于正常现象。出现这一现象的原因可能跟身体疲劳、压力过大、紧张有关，经过休息和调整往往就能恢复。但是有些男性一出现这种情况就如临大敌，坚持认为自己病态，给自己造成了很大的心理压力，而这种压力可能进一步加重"不行"的状态。

所以，对于偶尔的"不行"，一定要调整好心态，积极调整生活方式。如果确实出现"不行"的次数比较多，而且自己没办法克服，那么尽早去咨询医生或性心理咨询师。

4. 男性如何保持良好的性功能状态？

男人的性功能是男性身心健康的一个重要表现，如果想要保持良好的性功能，需要做到下面三点：

1）保持良好的饮食习惯和适量的运动。良好的饮食习惯，包括多吃蔬菜、水果，适量摄入蛋白质（比如鸡蛋），少油腻等；适量的运动有利于身体保持活力，产生雄性激素。一般来说，有氧运动，如游泳、跑步、瑜伽都有利于男性的性功能。

2）注意压力管理。现代男性生活在快节奏的环境之中，有些年轻人压力很大，而压力会影响男性的"临床"表现。很多男性不善于表达情绪，面对压力时也习惯一个人默默承受。这对男性的身心健康并没有好处。男性要关注自己的情绪和压力状态，在工作和生活中寻找平衡，日常生活中，可以尝试正念、冥想或其他可以帮助自己舒缓压力的方法。

3）保持规律和稳定的性生活。要保持性功能的良好状态，那么规律和稳定的性生活必不可少。性生活也可以熟能生巧，需要保持一定的稳定性的实践，才能使身体处在良好的状态。所以，男性要保持良好的性功能状态，稳定的性生活是非常有必要的。当然现实生活中因为各种各样的情况，要保持规律的性生活并不容易，如果因为异地或者其他客观因素导致伴侣之间无法规律地进行性生活，此时男性自慰也可以作为一定的替代。

5. 女性外阴的颜色会不会跟性生活的多少有关？

坊间流传着"黑木耳"的谣言，在许多人观念中根深蒂固。

很多人会误认为女性外阴，特别是大小阴唇的颜色，会和性行为的多少有关；甚至有些女性也是这么认为的，她们知道自己没有性生活，就会怀疑是不是自己自慰造成的。

女性的外阴经过青春期的二次发育，在自身激素的作用下大小阴唇的边缘会出现黑色素的沉着，这是正常的生理现象，跟性行为的多少、是否自慰没有关系。这往往跟自身的肤色、基因的遗传、激素的平衡有关。对于女性外阴颜色的在意，也跟当前的审美文化有关。在我们现有的文化中，被定义的女性的美都是年轻的、白净的、粉嫩的，包括在很多非法传播的淫秽物品中呈现的女性外阴也是粉粉嫩嫩的，其实大多是后期加了特效。然而这一切都会加深大众对女性外阴颜色的误解。

6. 男人是不是都爱胸大的姑娘？

女性乳房的大小很有可能影响女性的自信，因为很多人误信男人都喜欢胸大的女人的说法。事实上，不是每个男人都喜欢胸大的女性，这更多的是后天文化建构的结果。女性悦纳自己的身体、与接纳和喜欢自己身体的人相处、恋爱，才是积极的应对方式。

对于女性的乳房而言，最需要关心的是乳腺的健康。乳腺癌是女性患者最常见的一种恶性肿瘤，国际的发病率在11%左右，我国的乳腺癌发病率占女性病人的16%左右，是一种占女性患者恶性肿瘤发病率第一位的恶性病。

预防乳腺癌，最重要的是女性学会乳房自检，关注自身的乳房状态。定期乳房自检一般主要关注是否有肿块、硬结和不明原因的疼痛等。女性乳房自检一般在月经结束后的3～5天内进行比较好，以避免因月经周期中乳腺生理变化而造成的干扰。

正在青春期发育的少女的两侧乳房可能生理性的一大一小，这通常与两侧乳房对性激素的敏感程度不同有关，也有些是读书、写字的姿势不规范或两侧胸大肌和结缔组织发育不平衡所致。通常随着发育成熟，两侧乳房会逐渐大小一致。所以，如果两侧乳房的大小差异不是特别明显，也不必过于着急。

7. 第一次性生活是不是都会流血？都会很疼？

要回答这个问题，我们首先要了解处女膜的结构。处女膜，准确来说，应该叫阴道瓣，它是阴道外口周围的皱襞薄膜结构，使用这个专有名词有助于清除文化中对处女错误的判定。

阴道瓣拥有少量的血管和神经，位于阴道口，处在一个尴尬又危险的位置上。其实，它是很脆弱的结构，很容易在女性骑车或者剧烈运动时破掉！另外，有数据显示：有1‰的女性生来就没有这个结构；40%的女性在第一次性交的时候，阴道瓣也不会出血。原因很简单，就是阴道瓣根本不是被"捅"破的。当然，"破"也是不对的，因为阴道瓣本身就是"破"的，它有各种不同的形状，经血会从阴道瓣的空隙中流出。

女生的阴道瓣结构都不太一样。很多人一辈子都没有看过，或者当你想去看的时候，它已经不再是原来的样子了。有些女性会出现处女膜残留的情况，原因很简单——阴道瓣不是被捅破的，而是被撑开的，所以会有瓣状结构残留。有的阴道瓣呈筛状，有的呈月牙状。甚至有的女性会发现自己的阴道口有个小舌头状的东西伸出来，感到很奇怪、很害怕，这很有可能是性生活后，原来的阴道瓣结构被破坏而残存的阴道瓣，一般不影响性生活和性体验。

其实阴道瓣的主要功能是在发育过程中扮演保护者的角色。女性在小的时候，阴道瓣位于阴道口靠里的位置；随着青春期的到来，在雌激素的作用下，女性的外阴开始隆起增大，阴阜部因脂肪沉积而增厚，变得有弹性，大阴唇因脂肪沉积而变大，并掩盖住小阴唇及阴道口，阴道会逐渐增长、变宽，上皮渐增厚，弹性增加且形成皱襞，表面湿润，因而易于扩张及收缩，最后形成前壁较短、后壁较长，平时阴道前后壁互相紧贴，使其横断面呈"h"字形的结构。而阴道瓣也在发育过程中随着阴道的变化被逐渐推到阴道口的位置，与大小阴唇形成了一道防御系统。

这个防御系统的最后一班岗——阴道瓣除了防止细菌侵入之外，还帮助女性筛选她们真正觉得"强悍"和真正接纳的男人。也就是说，从进化角度来看，实际上这就是在筛选男人，优胜劣汰，因为阴茎勃起的坚硬程度往往会跟男性的健康状态息息相关。

了解完阴道瓣的结构和功能，我们知道性生活不是把阴道瓣捅破，而是撑破，而且阴道瓣上只有少量血管和神经，这个疼痛是可以承受的。关键是要在性生活中尊重女性的感受，让女性身心都放松，才能更好地接纳。

很多女性会担心男朋友有处女情结，会因为自己不是处女而害怕被抛弃。其实这背后涉及我们的价值观。

8. 第一次性生活需要准备什么？

曾经有大学生问我第一次发生性关系时要注意什么，我调侃着回答："要注意你们是不是相爱。"因为在我看来，相爱的两个人一定会从以下三个方面考虑和准备：

1）了解有关避孕的知识。对于年轻人来说，一旦开始有性生活，就会有怀孕的风险。无论是男性还是女性，都要秉承着对他人负责、对自己负责的态度去面对这件事。我在后文也会详细地跟大家分享有关避孕的知识。需要特别指出的是，没有任何一种避孕方式是 100% 有效的，一旦开始有性生活，女性就有怀孕的可能，只是概率的大小不一。

有些年轻人觉得第一次性生活不会那么"走运"，不会怀孕，但恰恰很多人就是在第一次怀孕了，所以在避孕的准备上不能马虎，安全套、短效避孕药都是可以选择的避孕方式。

2）准备好面对困难和挑战。无论是男性还是女性，在第一次性生活时都会面临着一些挑战，比如紧张、担心、害怕等情绪。

对于男性来说，很多男生虽然渴望尽早摆脱"处男"的身份，但他们容易急于证明自己，担心自己的表现是否足够男人，加上对性和女性的身体没有全面的了解，会出现第一次并不能顺利完成性生活的情况。可以说是正常的。性本身就是一个探索的过程，第一次无论是出现了怎样的情况都不需要过多自责，跟伴侣沟通，继续探索就好。

对于女性来说，第一次同样不容易，比如有些女性担心第一次会特别痛，导致自己非常紧张，从而无法完成第一次性生活。事实上并不是每一个女生在第一次性生活时都会很疼，而且通常来说女性的这种疼痛是可以避免的。有些女性第一次会出现"见红"的现象，但处女膜撕裂造成的出血并不是一次就结束了，可能在刚开始性生活的前几次都会出现，可能会持续 3～5 天，有零星的血丝；有些女性第一次性交不会出血，这也是正常的。

3）准备好应对情感的高潮和失落。性，不单纯是肉体的碰撞，它跟我们的情绪、感受、亲密关系紧密相连。第一次性生活的开启，意味着我们向成人的世界又迈进了一步，眼前的这个人可能是我们人生的过客，也可能是我们短暂的伴侣，抑或是长相厮守的人；但我们需要知道性爱之中，双方有期待、有情感的流动，对方的一举一动、一颦一笑都会让我们的情绪如过山车一样，起伏不定。对此我们需要保持觉察，照顾好自己的情绪，使之更加稳定。

当然，无论你有什么样的准备或者毫无防备，第一次性生活并不会对你的人生产生决定性的影响。所以，一方面你要做好准备，另一方面你也要随机应变，学会应对两性关系给生活带来的各种可能和变化。

二、你必须知道的关于避孕的知识

性知识是我们做选择和判断时强有力的后盾，因为性知识的缺乏而犯错，最后的可能是将自己逼到没有选择的余地。

避孕是非常严肃的事情，不成功便"成人"，它可能改变我们整个人生。所以，我希望所有的年轻人都可以全面地了解避孕知识并身体力行，在意识上高度重视，在行为上选择适合自己的避孕方式，并坚持执行。

我按照不同的逻辑给大家梳理了一下目前主流的避孕方法，首先是根据避孕原理梳理了物理避孕方法和医药避孕方法，然后把那些不可靠的避孕方法单独做了梳理。

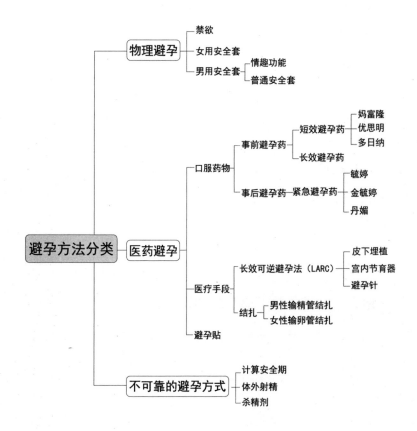

　　我想大家可能并非专业人士，于是我按照常用和非常用的避孕方式再梳理一遍，我对其中几个要注意的细节进行了补充，希望大家注意。

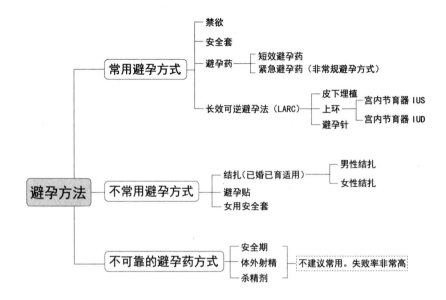

我们先梳理一下常用避孕方式中的 5 种：

1. 禁欲

有人戏谑长得丑是最好的避孕方法。因为在看脸的社会，没有人愿意跟你发生性关系。不要相信去泳池游泳会怀孕的说法，除了人工授精，目前人类怀孕还要依赖两个异性性行为的发生。不过对于性欲，我的态度一向是宜疏不宜堵，禁欲恐怕需要很强的自制力去坚持。如果你有这种坚定的意志，还不如在人际关系中学习更好地克制自己的爱和欲望的方法。

2. 男用安全套

说到安全套，请先跟我说一句话：全程正确使用质量合格的安全套。安全套的优点就是既能避孕，又能预防性传播感染，是目前广大青年男女的常见选择。关于安全套的正确使用，有几个要点希望大家注意：

1）翻下包皮，露出冠状沟，像将丝袜一般，将安全套捋到阴茎根部（不翻下包皮的结果是疼，不捋到根部的结果是安全套在使用过程中容易脱落，并掉进女性体内，不能轻松地捋下去说明戴反了）。

2）戴的时候，单手挤出储精囊中的空气，以增大龟头的接触面积，并有效地防止安全套渗透和滑落。

戴套也是熟能生巧的，我记得有一年，我们在我的母校华中师范大学举办性教育夏令营，有一个同学就展示了单手秒戴安全套的技能。其实，这个技能也不难，当你能一眼分出安全套正反，然后，一只手的食指和拇指挤出安全套的储精囊里的空气，然后顺势像撸丝袜一样，用手掌心将安全套戴到阴茎根部。一只手行云流水，一气呵成。

其实，单手秒戴安全套的核心，不是会戴套的右手，而是空出来的左手。勃起反应被中断的一个重要原因是副交感神经没有得到很好的性刺激，没有足够的兴奋，让交感神经占据了上风。

学会了单手戴套之后，另外一只手不要闲着，无论是爱抚伴侣的脸颊和头发，还是把爱人拥入怀里，懂爱的人一定会全身心投入到性爱中去，戴套只是整个性爱过程中一个顺势而为的环节，也是一种保障安全、爱伴侣的体现。

研究结果证明，在使用正确的情况下，安全套防止受孕的有效率可以达到98%。

3. 口服药物避孕

口服药物避孕主要分为事后避孕和事前避孕。

事后避孕药又称紧急避孕药。服用紧急避孕药不是常规避孕方式，而是一种在避孕失败或者没有采用避孕措施后的补救措施，一般是在事后72小时内服用。有一种说法认为事后避孕药一年服用的次数不超过3次，但是我们还是会跟年轻人说，如果你不能承担意外怀孕的风险，那么你还是应在有需要的时候服用，因为紧急避孕药对身体的影响会小于人工流产的风险。

关于事后避孕药需要说明的是，它只对上一次性行为有效。举例来说，就是晚上发生性行为后服用了紧急避孕药，第二天早上如果要性生活还需要采用避孕措施，如果不采用避孕措施，依然会有怀孕的风险。

另外，多次服用紧急避孕药，一方面是可能对女性的身体造成一些不好的影响，另一方面还会极大地降低避孕效果。

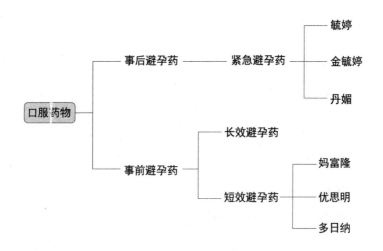

真正常规的避孕方式是服用事前避孕药,主要是短效避孕药。

现在很多人还是对短效避孕药有误解,认为是药三分毒,觉得可能对身体有影响。从目前来说,短效避孕药是在身体中缓慢释放激素,对身体的影响不大,还能起到调节月经、治疗多囊卵巢综合征的作用。唯一麻烦的是要按照说明书,在一个周期内每天服用。

短效避孕药一般含有雌激素和孕激素,通过抑制排卵、改变子宫内膜形态和功能、改变输卵管功能等多环节共同作用来达到避免受孕的效果。长期口服短效避孕药,是一个要么正在吃药,要么正在赶往吃药的路上的过程,药不停,爱就不停。它是固定性伴侣者、同居党、调经者的首选。

短效避孕药以月经周期 28 天为一个轮回。像 21 天型的口服短效避孕药,每天服用一片,连续 21 天,停药 7 天,在停药的 2 ~ 3

天后月经来潮，7天停药期一过，立即服用下一周期的药。而28天型的口服避孕药是连续服用的，其中有4片不含激素，方便女性服用，以防其忘记服药时间。

4. 长效可逆避孕方法 (Long Acting Reversible Contraceptive Methods)

除了上面介绍的避孕方法，还有现在非常推荐且避孕效果非常好的长效可逆避孕方法（LARC），它主要包括皮下埋植、宫内避孕器具、避孕针这3种方法。

其中，皮下埋植在欧美国家应用非常普遍，也开始逐渐成为国内很多女性的选择。

医务人员会把一根火柴大小的小棒植入女性上臂内侧，小棒会向血液中释放孕激素，孕激素阻止卵巢排卵，同时会使宫颈黏液变得黏稠，使精子难以穿过。

皮下埋植不影响日常生活，避孕有效率可达99%，效果可以持续3～5年；移除植入的小棒，女性便可以尽快恢复生育能力。相比较短效避孕药，其主要的优点是不用担心漏服药，也不用计算月经周期。首次皮下埋植可能有点疼，有可能会出现感染的情况。我们社群的一位有经验的成员说，过程很简单，也很顺利。

长效可逆避孕方法还有一类在国内应用非常普遍，称为"上环"。其实，上环就是指在宫腔内放入一个宫内避孕装置。一般认为宫内节育器是一种安全、有效、简便、经济、可逆的避孕工具，目前广泛使用的宫内节育器有两大类：一类是含铜宫内节育器，比如宫形环、T形环、母体乐等；另一类是含药宫内节育器，比如曼月乐、吉妮环等，又被称为宫内节育系统。

宫内节育器的避孕效果非常好，有效期可达5～10年（不同类型的宫内节育器放置时间不同）。

宫内节育器曾经是我国已婚女性避孕的主要方式，特别是在计划生育的初级阶段，上环是对已婚已育女性的要求。虽然近年来宫内节育器不断在改良，但随着女性避孕意识增强，生活品质要求提升，宫内节育器已经不是已婚女性的唯一选择。需要说明的是，未婚女性也可以采用这种避孕方式，因为避孕的效果好、安全、可逆。

5. 结扎——绝育术

对于很多已经生育的人来说，结扎是一种非常好的避孕方式。所谓结扎，就是指男性输精管绝育术或女性输卵管绝育术。其中女性输卵管绝育术更加复杂，而且需要进入腹腔，通常是在剖腹产的时候进行；而男性的输卵管结扎相对来说是一个非常小的手术，20分钟内就能完成，费用也相对较低。随着医学技术的发展，这两种原来不可逆的避孕方式，都可以通过复通术而让男性或女性恢复一定的生育能力。在采用这种避孕方式之前，一定要考虑清楚。

其实如果在男性结扎或者女性结扎这件事情上来做一个选

择，显然男性结扎是对双方都好的一个选择，但是由于经济水平、文化差异等原因，全年男性结扎的人数不到女性的1/4。很多男人会担心结扎影响勃起功能或者让自己看起来不够"男人"。事实上，输精管结扎并不会影响男性的激素分泌，也不会影响性功能，身体依然会制造精子，只是那些精子细胞没办法混入精液中，最后被身体吸收了，从而实现避孕。

我在个人微博上，曾经把意外怀孕的孩子取名为"天赐"。然而很多的"天赐"并没能顺利地来到这个世界。这个世界上也许没有什么事情能够100%的成功，所以我们需要做的是根据我们自身情况，选择合适的避孕方式。

采用医药手段进行避孕的朋友可以多多咨询妇科医生。同时我们也要提醒男性：**避孕不是女性一方的责任，是男女双方共同的责任**，主动承担避孕的责任，是一个男人的担当。

6. 不可靠的避孕方式

体外射精和安全期避孕法是两种不靠谱的避孕方法，前者的失败率高达27%，后者的失败率高达25%。

体外射精之所以可能避孕失败，是因为男人在高潮前分泌的前列腺液里存有少量精子，足以使女性受孕，如果有男人说体外射精可以避孕，那可能是他根本停不下来的借口。如果你和你的伴侣多年使用这一避孕方式，依然没有"天赐"，建议去医院检查一下精液，排除生育障碍的可能。

安全期避孕不安全。由于一般女性的排卵期在下一次月经来潮前的 14 天，而下一次姨妈来的时间受很多因素的影响，比如情绪、压力、饮食等。坊间传闻的"前 7 后 8（月经来潮的前 7 天和月经结束的后 8 天）"其实并不安全，一不小心就给你一个惊喜，而这样的惊喜往往就变成了提心吊胆的惊吓。

故，这两种方法都不推荐。

一旦避孕失败或者你们选择了一次激情的冒险，吃紧急避孕药或者静待结果，都是一种选择。没有人会为你做决定，事前男女双方就要做好心理准备，不要傻傻地等到新生命到来，才迟迟动手。假如不幸"天赐"掉进了肚子，流还是留，三思而行。

如果你有心避孕，却避孕失败了，也可以去买两支验孕棒（为保证测量结果的准确）回来测试。验孕棒，是利用内置单株和多株 HCG 抗体与尿液中的抗原结合呈现的反应来判断是否怀孕。最好用晨尿测，这样比较准确，因为夜间尿液比较浓缩。如果结果只出现质控线（一道杠），便是阴性（未孕），两道杠就是阳性（怀孕），没有杠或者质控线没出来就是无效。

没有任何一种避孕方式成功率 100%。假如真的碰到了"天赐"，别害怕，和"天赐"他爸坐下来好好谈谈。在尊重彼此意愿的前提下，不争吵，不抱怨，做一个愉快的决定，达成一个共识。

如果留，就好好准备，给彼此一个家。

如果流，就鼓起勇气，选择一种适合自己的终止妊娠的方式。

决定，要趁早；或者在上床之前就想好后路。

你们有权选择是否发生一段性关系，但作为成年人，用负责任的态度避孕和面对"天赐"，会减少很多痛苦和担忧，才能全力以赴地享受性爱的快乐。

三、99％的成年人是"性盲"

这些年我一直关注的是成年人的性教育。我的导师彭晓辉教授曾经对媒体说过"中国99％的成年人是性盲"。事实上，成年人遇到的性健康与性愉悦方面的问题，一点都不比未成年少，甚至更多。

我去过很多高校，其中一所学校的同学告诉我，他们在邀请我之前做了一个调查，调查他们最需要我给他们补充的知识是什么。结果显示，同学们很需要一些关于性愉悦方面的具体指导，特别是具体性生活方面的指导。

当时，我装作一脸单纯和无辜的样子表示：我在这方面理论丰富，实践比较少，恐怕满足不了同学们日益增长的精神文化需要。

我跟他们的负责人解释说："我们的同学是需要了解人类性反应的整个过程和其中需要注意的事项，这对大家的幸福生活有着重要积极的作用，我必须先让大家在理论上丰富起来。"

当时做这个调查、提出需要的是中国人民大学的同学。

那个时候我意识到我的每一堂课程都是在为中国人民的健

康、愉悦、幸福而努力。

也许很多人会问：性生活也需要指导，也需要教吗？在工作中，我们发现很多人之所以有性功能和性关系方面的问题，都是因为不懂正确的性爱理念，造成行为错误，最后导致了恶性循环。所以，**要想有好的性生活，首先要对性爱有深刻的理解，毕竟脑才是我们最大的性器官。**

1. 性不仅是为了要孩子，更是为了表达亲密和爱

两个人为什么要做爱呢？显然在现代社会人们进行性生活不是为了要孩子，而是为了表达亲密和爱。人是生而孤独的，所以两个生命的融合可以让彼此都感受到力量和快乐。

有人会问能不能单纯地追求快乐？也是可以的，但这样的快乐是短暂的。作为人类来说，可以追求更高级的快乐、更能体现人性尊严的快乐。性的快乐，高潮体验显而易见，陌生的灵魂相互碰撞也可以有快乐，然而这种快乐总是带有动物性。有人总说人和动物是有区别的。而我的理解是，一方面我们要接纳我们的动物性，另一方面我们要发扬我们的人性。**性是美好的，爱是美好的，性爱合一更美好。**

对于很多伴侣来说，性爱应该是和熟悉的人探索未知的旅程。在这个过程中，我们的身体和性会有很多感受。这就像我们对自己的认识和了解是随着时间不断深入的一样，既熟悉也美好。

2. 基于现实去体验和感受性

在过往的工作中，女性问我最多的问题，是如何才能达到阴道高潮；而男人问得最多的问题，是如何才能延长性爱的时间。对于高潮和性爱时间，我们似乎都有执着的追求。这一点很有可能是受到成人电影的影响，在中国的传统性文化中，我们更多强调的是性的养生和保健。而自从 20 世纪 80 年代色情制品大量流入国内以后，加之性教育的缺失，很多人把电影表演的性高潮、剪辑出来的性爱时间，甚至不尊重彼此意愿的性行为，当作理所当然的事情。这些错误的观念在坊间广为流传，很少有人去关注和纠正。

作为消费文化的代表，色情制品在某种程度上满足了人们的期待——希望性生活每次都有非常强烈的高潮体验；期待每次性爱的插入时间可以达到 30 分钟，甚至更久。然而事实并非如此，有调查显示 30% 的女性在性生活中无法达到性高潮；一项针对全球男性的性爱时间调查显示，男性阴茎在阴道内的潜伏时间为 3 ~ 5 分钟。

理想是丰满的，现实是残酷的。人们只有认清现实，才能更好地前行。高潮只是我们人类性反应周期中的一个过程，过于执着地追求反而容易适得其反。放松心情去体验和感受性，也许美好的体验更能不期而遇。

男性更没必要一味地追求性爱时间的长久，因为并不是时间越长越好，而是好的前戏和亲密关系可以大幅提升性爱的质量。

3. 过于执着性技巧，容易让人迷失

很多成年人执迷于性技巧的学习和探索，但我一直认为性技巧的作用被夸大了。人们真正应该学习和了解的是爱的能力和技术。作为道的层面，只有掌握了爱，将爱作为心法，性技巧才能发挥得游刃有余。如果只学习或者专研性技巧，容易让一个人迷失。

作家李安妮说："**学习在床上变得很厉害的人，容易傲慢骄纵或对快感产生执着，使得她对性上瘾，造成她的痛苦，越学习，越容易迷失在性里。**"

当然有些技巧对于伴侣提升整个性爱生活的体验是有帮助的，也并非一无是处，比如，我们在咨询过程中指导来访者更好地进入阴道的技巧——在腰下垫枕头，或是亚当德永在《缓慢性爱》这本书中介绍的爱抚技术，也有积极的意义。

弗洛姆在《爱的艺术》中写到：追求性技巧，是因为爱。我们是可以追求性技巧的，但是如果执迷于技巧本身，忘了我们真正是因为寻找爱而出发的，那么这就是缘木求鱼。

所以，可以学习性技巧，但更重要的是学会爱，学会用我们的身体表达爱。

好的性爱需要两人的配合。要想拥有好的性爱观，还需要良好的亲密关系作为保障。在我的工作中，**性爱不仅仅是亲密关系的晴雨表，也是亲密关系的润滑剂**。作为成年人，用积极、科学的心态去看待性爱，在性爱之中去跟伴侣沟通和成长，我们就能收获性与爱的美好。

四、经期到底能不能进行性生活？

国内主流的性医学家建议是经期不能同房，但性学的观点是经期可以进行性生活，一方面是性权利的彰显，另一方面是基于人性的考虑。

有研究显示，部分女性在经期也有强烈的性欲，她们要求发生性行为。考虑到性伴侣双方自愿的原则，如果他们都想要，干柴烈火，那么他们为什么不能在经期进行性生活呢？

当然性生活的方式有很多种，比如口交、自慰等。那么反对经期插入性交的理论依据是什么呢？

大致归纳一下，主要有以下几点：

1）女性月经期间，子宫内膜可能存在微小的伤口，容易造成细菌感染，给女性带来不必要的麻烦。

2）因为精子在子宫内膜破损处和溢出的血细胞相遇，甚至进入血液，可诱发抗精子抗体的产生，从而导致免疫性不孕、不育症。

3）由于性冲动时子宫收缩，可将子宫内膜碎片挤入盆腔，引起子宫内膜异位症。

以上这些主要是从生理的角度考虑的。

以文化角度来说，女性的月经、经血也是一种文化禁忌，比如传统观念认为女性月经是"倒霉"，男性遇到女性月经属于"撞红"，是会给自己带来厄运的。

东汉许慎的《说文解字》里就指出女性在行经期间不得参与

祭祀。

东晋张湛在《养生要集》称："妇人月事未尽而与交接，既病女人，生子或面上有赤色……"此外，《黄帝杂禁忌法》认为违反禁忌进行经期性行为的话，会"令人成病，得白驳也"。明代名医万全（1499—1582）也称："妇人月事未绝而与之交合，令人虚损，耗散元气，可不慎也。"

然而到目前为止，并没有科学性的实验证明经期性行为和不孕症、子宫内膜异位症有显著的关联，还存在理论推导阶段；中医的一些看法也没有科学根据。

而另外一些研究显示了经期性行为的普遍性和可能的有益之处：

1）1996年，美国斯坦福的科特勒博士研究发现，经期性行为促进子宫收缩，有利于经血排出，同时也使经血量增大。

2）根据美国亚利桑那大学发给学生的性教育传单，如果女性性生活健康，没有患上任何性传播疾病，不滥交，那么进行"经期性行为"并没有问题，纯粹出于个人选择，没理由阻止。

3）著名性教育专栏作者劳拉·伯曼博士认为，若女性在"经期性行为"中有性高潮，脑部会释放出一种天然的兴奋剂和止痛剂，称为安多芬（endorphin），可减轻女性经前综合征（PMS）的不适，包括抽筋、头痛、轻度抑郁及行经期内引致的烦躁感。她还认为女性在经期内进行性生活，可比平时更容易享受性爱的快感。

4）性心理和治疗教授辛迪·梅斯顿指出，前列腺素会引起子宫平滑肌收缩，在月经周期开始的时候可以帮助经血排出，但同时也会引发痛经，而性行为可以影响前列腺素对身体的作用，女性性高潮时，子宫会收缩，把多余的前列腺素用光，从而缓解痛经。

目前，经期性行为的普遍争论都趋于认同文化和医学的相互作用下形成的国人普遍的观念——经期不能性爱。而现代科学和性学都认为在自愿和卫生的条件下经期可以性爱，他们建议的只有一点：注意卫生，使用安全套。

需要特别说明的是，**经期性行为首先要尊重女性的选择，她们在任何时候都可以拒绝进行性行为，这是她们的性权利。**

我写这篇文章也并非要求女性在经期做爱，只是想告诉各位读者：我们很多原有的认知可能是错误的，经期可以做爱，这给了我们更多的选择机会。

五、伴侣亲密关系的考验——孕产期

孕产期对于很多伴侣来说都是一个考验，之所以说是考验，主要有两个原因：

首先，因为新生命的到来，父母都感到惊喜并伴随着一定的焦虑，同时由于孕妇和孩子都需要照顾，生活会变得十分忙碌，也会感到疲惫。这种忙碌和疲惫甚至会一直持续到孩子两岁的时候。从产检，到分娩，再到半夜起床给孩子换尿片，新上任的父母都会感到疲惫和压力。如果孩子健康平安，那么一切还有惊喜；如果孩子生病受伤，那么父母会焦头烂额，不知所措。

其次，伴侣关系发生角色变化，由原来的情侣关系变为夫妻关系，且互为孩子父母的角色，丈夫和妻子的角色更加突出。孕期，很多女性会把注意力放在孩子身上，这是一种母性的光辉，但过度关注孩子会使孕妇过少地关注自己和伴侣。男性也会把很多注意力放在孩子身上，没有关注到妻子的需求。这使得家庭结构中，一切以孩子为中心，忽略了夫妻关系。而**在家庭生活中，最重要的关系是夫妻关系，其次才是亲子关系，孩子只有在互相滋润的亲密关系中才能汲取营养，才能健康成长。**

关于孕期性爱，有些保守的临床医生的医嘱里孕期不能性交；而另外一些医生可能给出的临床指导是孕期的前三个月和后三个月不能性交，在中间的三个月可以性交；产后恢复性交的临床指导通常是分娩 6 ~ 8 周以后。

作为一个性心理咨询师，我倾向于在整个孕产期都是可以性爱的，但需要注意方式和方法。这样说的重要依据是，首先性爱是我们的性权利，其次我们可以根据现实情况权衡利弊做选择。

有些伴侣在孕期就开始停止性生活，然后随着孩子的降生，给孩子哺乳，性生活越来越少，甚至一直没有，夫妻之间的性生活慢慢地转变为例行公事，最后两个人的婚姻就变成了无性婚姻。而有意识地注意方式和方法以保持夫妻之间性生活的稳定，有利于夫妻感情的稳定。

另外一点，有些男性在孕产期前后会出轨，他们的"借口"很明显，想要满足自己的性欲望。在我看来，满足性欲望可能是一方面，另一方面是缓解各种焦虑。当然这不是孕期可以出轨的理由，也不是夫妻需要孕期性爱最重要的理由。

孕期性爱最重要的理由是女性本身在孕期有性的需要。这种需要是既有激素变化带来的生理的需要，也有心理的需要，良好的性爱体验是释放压力和情绪的定心丸。**性爱在很多时候是亲密关系中的一个仪式，这个仪式代表了激情，也代表着爱，也是一种把两个人的关系和朋友、亲人区分开的方式。**

无论我们怎么强调孕前、产后夫妻性爱的益处，依然会有很多反对的声音，这种反对最根本的原因是，在传统文化的概念中，人们最关心、最重要的是孩子。

出于对孩子的担心，主要也是考虑到性爱可能冲撞到孩子。事实上，这种担心是没有必要的，因为女性的宫颈就是一个在子宫和阴道中的屏障，以防止胎儿受到伤害。另外一个常见的担心是高潮可能引发女性子宫收缩，使得胎儿早产。事实上，早产和高潮的子宫收缩是没有关联的，只是这种感觉会让女性担心和疑虑，因为她可能还不太适应胎儿临产前的子宫收缩。

我们必须说明的是，孕产期是可以性爱的，但并不适合每一个人，如果你有以下情况，建议您及时跟医生沟通，本书也不能替代你的医疗决定：1）不明原因的阴道出血；2）羊水破裂但未生产；3）有早产历史；4）有其他疾病。

最后，我们来梳理一下如果在孕前和产后性爱需要注意的事项：

1）使用安全套。质量合格的安全套能有效阻隔病菌，降低性传播疾病的风险。要知道父母冒风险时，孩子也会承担这个风险。另外一种使用理由是，精液中含有前列腺素，能软化宫颈，会导致宫缩，特别是在孕后期，如果不能及时就医，还是会造成一定的麻烦。另外，女性如果生产，无论是自然分娩还是剖宫产分娩，很多女性的身体免疫力都会下降；同时很多女性可能会降低警惕，以为不会马上再次怀孕。事实上，健康的女性在生孩子之后最早36天到42天就可以排卵，一旦精子和卵子结合，就可以怀孕。从身体健康的角度上来说，女性生孩子之后身体虚弱，需要休息和调养，而且带小孩、哺乳很费精力，这个时候不适合怀孕。因此，无论是从身体方面还是精神方面考虑，采用避孕措施都是非常有必要的。综合来看，安全套是较好的避孕方式。

2）不一定要进行插入式性交。性爱不是只有阴茎插入阴道这一种方式，孕产期女性的身体有很多不同以往的特点，如分泌物增多，不方便运动等。彼此也有很多顾虑和担心，所以选择替代的方式并不是不可以，比如相互自慰等。不宜向女性阴道吹空气，因为在极端情况下，可能会产生气泡栓塞，对胎儿造成潜在伤害。另外，也不建议在孕产期肛交，因为容易导致女性感染。

3）使用工具和选择合适的体位是非常重要的。通常来说，侧方后入位是比较适合孕产妇的体位，主要是考虑到女性孕肚的出现，传统的男上女下的姿势就不太合适；可以尝试借用床的边缘用于调整插入的角度，将枕头用于腰腹或者脚下等位置以调整高度，增进彼此的配合，增加性爱的刺激和情趣。

虽然我是这样建议的，但你依然可以选择整个孕产期都不性交。因为身体和情欲都是你自己的，我们相信，你是最了解你自己的人。我们期待你可以跟伴侣保持沟通，使得你们的亲密关系在这个艰难的时刻可以经得起考验。我们也希望男性尊重女性的选择，把你们的亲密关系、把你的伴侣放在第一重要的位置，同时把自己的生理需要处理好。

1. 性的知识拓宽了我们认知的边界，也让我们的选择变得更多。

2. 关于性的知识，我还想强调一点，就是这些知识可能会随着科学的进步而不断更新，比如本书中没有提到"宫颈糜烂"这一术语，因为在 2008 年人民卫生出版社出版的《妇产科学》一书中就明确指出宫颈糜烂不是一种病，是正常的宫颈柱状上皮异位的生理现象，然而在过去的十几年里，关于宫颈糜烂的治疗、药物、外用产品的既得利益者依然极力地维护着这一"疾病"，导致依然有很多女性被这样的一个名字恐吓，让她们担心、纠结。知识有的时候比谣言传播得更慢，也更难让人理解。我无法保证现在写的知识和误区澄清都是对的，但是我希望你在遭遇和性有关的疾病或健康受到威胁的时候，一定要去除性的羞耻和恐惧，积极地了解有关知识，寻求专业帮助。

3. 没有性健康就没有性愉悦，也就没有幸福的人生，希望你都能拥有，性知识会是你健康且强有力的后盾。

4. 无论是经期性爱还是孕期性爱，本书都只是让你多一个选择和视角，你需要根据自身的情况进行选择和判断。

5. 推荐阅读《认识性学》，英文名叫 *Human Sexuality——Diversity In Contemporary America*；这是一本美国的性学教材，内容十分全面。

第三章
独自的性

性首先是一个人的，接着才是两个人的。我们只有先把自己的性安顿好，才能处理好跟另一个人的性的关系。每个人都要跟自己的身体、欲望相处。从青春期开始，我们身体中的情欲就开始逐渐解封，然而我们在大多数时候往往需要独自去面对自己的欲望。

自慰就是很多人最开始的选择。

在动物界，自慰是少数高等哺乳动物才会有的行为，比如海豚、大象或者人类的近亲——灵长类等。然而就是这样一个高级动物才有的行为，在人类的历史上一直饱受争议和诟病。其实，无论是从进化的角度来说还是从现实生活的角度来说，自慰都有着积极的意义。

也许正是因为人类懂得如何自我释放、宣泄，才能收获平静思考的逻辑思维能力，最终走向文明。

一、正确认识自慰

1. 自慰到底有害还是无害？

潘绥铭教授在其著作《性之变》里说过，性学、性医学、性社会学在自慰方面几乎达成共识：自慰无害。近 30 年来，中国科学界的主流力量一直在宣传"自慰无害"的观念，可是为什么科学的声音仍然没有被普及到我们这一代和下一代？人们依然用各种理由劝导着：少撸，撸多了会肾亏、会导致早泄；少揉，揉多了处女膜会破，可能导致妇科病或者高潮缺乏！可是如果自慰行为本身无害，为什么总是要劝大家少自慰呢？

看来大家争论的焦点并不是自慰，而是自慰的频率。

那自慰的频率多少为合适呢？到底有没有统一的标准呢？

在这个问题上，很多人都希望自己跟别人一样，想着"如果我跟大部分的人有一样的频率，那么我肯定没问题"。而性的问题常常不是简单的"一致"。

"不一致"时，也容易让人胡思乱想。

别人三天一次，我一天一次——我有病。

别人一次 8 分钟，我一次两三分钟——我有病。

问题来了，自慰这件事需要规定频率吗？

"食色，性也。"自慰就好比吃饭，吃饭一定要规定吃多少次、多少量吗？隔壁王叔叔，一天吃三大碗，怎么吃都保持着健硕的好身材；你吃得比猫少，喝水都长肉，这能比吗？饿了，就吃；不饿，别强迫自己吃。偶尔暴饮暴食也没关系。当然如果你每天都暴饮暴食，撑死只是时间问题，但这个问题不是吃饭有害。当然国人已经形成了习惯：一日三餐，"少吃多餐"被认为是健康的饮食方式。同理，自慰没有统一的标准，感觉来了就撸，没感觉便说明你没饿或者吃饱了。

就像网友总结的"小撸怡情，强撸灰飞烟灭"一样。

总有些人会问：一天撸 100 次还没有害吗？关于这个问题，我们也改写一下：一天吃 100 碗饭还没有害吗？问题来了，你一天吃 100 碗饭给我看一下！你一天撸 100 次给我看一下！这种"病理性自慰"极度少见，他们或者是无法控制，以致不计场合地自慰，有伤风化；或者是沉溺其中，不能自拔，从而影响正常的生活。这类似于强迫症的行为，需要矫正，可这并不是自慰的问题，而是强迫症的问题。

如果你认为一件事有害，比如吃饭，但是你又无法控制自己不去吃饭，因为会饿。吃饭是本能，于是你吃了，吃完后开始觉得罪恶了，这吃饭有害啊！你就开始担心了，吃了这么多怎么办？会不会被撑死？你开始轻度焦虑；过两天你又吃了一次饭，这真的很罪恶啊，说好的不吃，于是你深深地焦虑了，也感觉自己记忆力减退了、脱发了、睡眠差了、腰膝酸软，肾也跟着虚了。

而上述的症状之所以会出现，是吃饭引起的吗？显然不是，是错误的认知引起的焦虑情绪造成的。

同理，**自慰无害，有害的就是错误的认知引起的焦虑情绪，青少年往往容易成为这种焦虑情绪的受害者。**

所以，科学界几乎奔走相告——自慰无害。

2. 自慰的心理负担，你有吗？

长久以来，我们一直在尽可能地减轻大众对自慰的心理负担，同时提供一些如何让自慰变得更加健康的方法。罗素说，防止青少年沉迷于性，就告诉他们关于性的一切。关于自慰，很多人都有这样或那样的疑问：

1）自慰会影响阴茎的发育吗？

不会。阴茎的发育主要是跟遗传和后天青春期的激素作用有关，青春期自慰不会影响阴茎的大小。

2）自慰会影响身高吗？

不会。身高的决定因素是基因，后天的饮食习惯和睡眠习惯会影响身高。

3）自慰会让大小阴唇变成"黑木耳"吗？

大小阴唇的颜色深是因为色素的自然沉着，是一种正常的现象，跟自慰和性行为的多少都没有关系。

4）自慰会影响记忆力吗？

不会。悦纳自慰，合理释放，会让人睡眠更好。焦虑情绪、失眠以及压力是影响记忆力的主要原因。

5）多久自慰一次比较好？

这件事上并没有统一的标准，有人三天一次，有人每天一次，这个度要根据自己的身心状态和生活状态把握。有的朋友既年富力强，又有时间，那么自慰可能比较频繁；有些朋友可能习惯了一周3～4次，这都是正常的。跟自己的生活相匹配，没有感觉十分疲惫的话，都视作正常。你自己的身体，你最清楚可以适应什么样的度。

6）自慰会影响高潮的获得吗？

自慰会帮助你更好地了解自己的身体，熟悉性反应周期，获得和掌控高潮。

7）自慰会导致射精过早或勃起功能障碍？

目前男性性功能障碍（特别是勃起障碍和射精过早）的成因是复杂的，有生理的，有心理的，但没有可靠的研究显示自慰会导致男性性功能障碍。

1991年6月，第十届世界性科学大会在荷兰阿姆斯特丹召开，来自58个国家的800多名性科学专家和学者用热烈的掌声回应了当时荷兰卫生、福利及体育部部长在大会开幕式上的发言："自慰以前被认为是一种病态，但现在被认为是无害甚至健康的行为。如果某人有性问题，那他不会是手淫者，而恰恰是那些不能手淫的人！"近10年来，美国、荷兰等国的性学研究机构经过大量的实验证明：自慰不会引起人体生理、心理的异常，也不会引起性功能障碍；相反，自慰已成为治疗某些性功能障碍（如性冷淡、性高潮缺失、早泄、阳痿、阴道痉挛等）的有效手段。

正如美国精神病学家托马斯·萨斯说的：**自慰是人类最基本的性行为，它在 19 世纪是一种病，在 20 世纪是一种治好病的药。**

当然并不是每个人都自慰，也有人不自慰，那么不自慰会不会不好呢？

其实好不好是因人而异的。

自慰是一个人对待自己身体的方式。尊重身体，接纳它的欲望，关照它的需要，照顾自己的身体，我们需要和身体和谐相处，并向着健康的方向运行。我给大家的建议是"尊重自己的感觉"，就像饿了要吃东西、累了要睡觉，你想自慰的时候就自慰，你不想自慰的时候不用逼自己去自慰。自慰是你和自己相处的方式，而不是你情欲的奴隶或者孤独的避难所。

自慰也是一个人对待自己情欲的处理方式。在两性关系中，人们容易把自己的想法、观点、应对方式投射在伴侣身上，我们习惯性地用自己喜欢或者熟悉的方式对待伴侣。会自慰、比较接纳自慰的青年男女更容易有和谐的性生活，因为他们更了解自己的身体，也更接纳身体的情欲，所以这样的两个人也会更好地理解对方，在需要相互配合的性爱中获得更好的体验。

在实际的性教育工作中，我们也一直致力于让更多年轻人悦纳自慰，允许自己让身体处于快乐的状态。不过如果你真的不接纳自慰、不喜欢自慰，那么我也建议你尊重自己的选择，不必强行让自己自慰，因为尊重自己此时此刻的感觉才是最重要的。

二、我们独自的性健康与愉悦——男性篇

适度自慰无害是性学界统一的结论，然而什么是适度一直饱受争议，因为每个人的激素水平、身心状态、压力状况不尽相同，所谓的适度就是一个非常主观的评价。可以说，与自己身体相适应的就是适当的，否则，不管是什么频率的自慰，都可能造成伤害。

只有你接纳了自慰，允许自己自慰，你才会思考怎么样才能有更好、更健康的自慰方式。对于男性来讲，我建议你们养成良好的自慰习惯。我提出了一个时间要求，自慰需要6分钟。

有人会好奇为什么是6分钟。

有很多男生可能会说：

"老师，我自慰一般都是3分钟。"是的，这是大多数直男的节奏。有些人甚至直言不讳："老师，我感觉我自慰很快，不到2分钟就会射精，请问这是不是早泄？"

正是因为男人普遍对时间有顾虑，所以我们要求6分钟。这里先介绍一个临床上用于评价男性性爱时间的重要概念：射精潜伏期（IELT）。

射精潜伏期是指从阴茎插入阴道开始，直至在阴道内射精的时间。有研究对9个欧美国家的男性一般人群的IELT进行了测量采集，通过将采集的数据进行合并计算，得到这9个国家3000多名被测试者的IELT均数。

结果显示，这9个国家男性人群测量的IELT总均数为8.49分钟，而且如果按照中位数来看，整个群体的时长为6分钟！换

句话说，假如你能坚持 6 分钟以上，你就超过了参加调查的一半欧美男人！如果你能够坚持 8 分钟以上，那么恭喜你，你已经很厉害了。

在一项针对安徽省 3016 名正常男性的 IELT 调查中，自我估算的 IELT 平均数为 3.10 分钟。由于多数研究显示自我评估的 IELT 值较实际测量的 IELT 值略偏高，由此可以推算我国部分男性的 IELT 平均值小于 3.10 分钟。

看完这些研究结果，是不是顿时感觉人生看到了曙光，原来自己一直领先大部分人，自己却不知道。我们之所以把自慰的时间限定在全球的中位数 6 分钟，一方面是减轻各位男性的压力，另一方面是帮助男性建立更好的自慰习惯。

自慰是个体性行为，良好的自慰习惯可以帮助男性的身体产生记忆，建立良好的性爱习惯。马斯特斯和约翰逊的研究早已证明自慰中的性反应过程和性爱中的性反应周期是一致的，在自慰时采用一定的控制技巧，让整个手从碰触阴茎开始，直到完成射精，整个过程的时长控制在 6 分钟，会增加男性对自己身体、性反应的掌控能力，帮助他们建立良好的自慰习惯，以便在性爱中更加游刃有余，给伴侣更好的体验。

另外，自慰行为的改变和调控会进一步改变男性对自慰的负面看法。如果男性把自慰当作自我愉悦和自我训练，会进一步促进男性对自我的接纳；如果又能从两个人的实际性生活中得到更好的反馈的话，那么男性就能拥有更多的自信和自我满足的方式。

现在我们来具体介绍一下这6分钟自慰应该怎么操作：

1）减少色情品的使用，运用你的大脑把时间控制在6分钟。

日本知名情趣用品公司2018年的自愉调查报告显示：72%的男性在自慰的时候会看片，紧随其后的是色情小说和性幻想。男性需要外界的性刺激才能勃起，勃起用专业的说法就是性唤起。通常男性的勃起很快，在接受性刺激后，如果环境条件允许，很快就会发生反应。

你可以利用色情品或者性幻想使你发生性反应，你需要感受你自己的性反应周期，一旦完成勃起进入平台期，就减少视觉刺激，启用你的性大脑，把状态维持在平台期，这个时候你可以"动手"了。如果性高潮给你的刺激是10分，那么平台期给你的刺激应该是6～8分。请记住这种感觉，并维持在平台期。

2）找到射精"不可避免阶段"，采用动停技术控制。

在男性的性反应周期中，高潮期有两个阶段：第一阶段称为射精"不可避免阶段"，即在射出精液前的阶段，在这个时候，男人感到自己已失去了控制，非射精不可，这是由前列腺和精囊的收缩所产生的，这个阶段历时约2秒到4秒钟；第二阶段是射精的阶段，精液由阴茎中的尿道射出。射精第一阶段一开始，一直到第二阶段结束，男性都无法凭意志力量来阻止射精。

所以，男性需要做的就是在到达第一个阶段前停止性刺激，维持在平台期，使得整个自慰的时间控制在6分钟，直到达到自慰6分钟的要求以后，觉得可以射精了，这时男性仍然可以在高潮期的第一个阶段尝试通过收缩自己的 PC 肌（从阴囊到肛门之间的肌肉群）去控制射精。

没有临床经验的男性，最后会失控射精，这是正常的。当你反复练习，找到这个临界点，与此同时，你的 PC 肌足够强大，那么你就可以控制射精了。当然并没有那么容易成功，如果你是为了自我开心和释放压力，完全不必这么做。自慰最重要的是开心，你需要做的就是感受这个阶段，然后射精。

3）男人要对自己好一点，使用润滑液会延长时间，提升自慰的感受。

使用润滑液自慰，一方面是模仿真实的性爱场景，另一方面也会减弱皮肤之间的摩擦，使得性感受减低，有利于延长时间。在使用润滑液自慰的时候，可以借助润滑液去刺激非常敏感的龟头、包皮细带的部分，提升阴茎接受性刺激的阈值，使得男性在真实的性爱中并不敏感，从而适当地延长时间。

最后，我想提倡的是，**好的自慰对男性来说是一种自我愉悦、自我关怀的行为，而不是对抗压力、逃避孤独的出口。**我们用这 6 分钟好好对自己，而不是一味地满足女性的性要求，要知道爱自己永远都是最重要的。伍迪·艾伦说："不要亵渎撸，那是对自己的真爱。"

拉科尔在他的著作《孤独的性》中说自慰是人类发展的一个部分——"我们经历自慰，我们依赖自慰，我们走向性成年。"有调查显示，98% 的男人自慰，还有 2% 的在撒谎。我想自慰可以让我们跟自己更好地相处，更好地爱自己。

三、我们独自的性健康与愉悦——女性篇

男性可以明目张胆地谈论性、追求性，而女性的性在当前这个社会总有点欲说还"羞"的感觉。不过现在有越来越多的独立女性站出来谈论她们的情欲和高潮。其实在性反应这方面，男女两性的相同点比差异多，而我们的文化环境总是下意识地忽视了女性的性。

1. 被压抑的女性情欲

关于女性自慰的讨论，总是隐蔽又饱含羞耻，有时候还带有色情的意味。然而女性自慰对女性自身来说有着正面、积极的意义，一方面是身体情欲的释放和接纳，另一方面也是自我愉悦、自我满足和独立的一种象征。

女性的情欲在我们的文化中是一直被压抑的，鲜有人去了解和深入探究。

性学家金赛及其同事在 1953 年出版的《人类女性性行为》一书中指出：62% 的女性有自慰经验，其中 58% 的人曾达到性高潮。虽说自慰是已婚或未婚女性的次要性行为，但却是女性性行为中最常达到性高潮的性。金赛也详细描写了女性自慰的方式，其中，84% 的人是抚摸或刺激内阴唇和阴蒂，10% 的人是双脚

交叉，有节奏性地压迫整个阴部，其他人会用震动器或枕头、床、桌子和其他物品来摩擦阴部；2%的人可以借性幻想来达到高潮；20%的人在用其他方式自慰时会伴随有插入的动作。不过，金赛也发现有高达一半的女性因为自慰而有心理的不安与困扰，其中甚至约有30%的女性被这种现象困住超过10年。

中国计划生育协会在2020年发布的一项关于全国大学生的性与生殖健康报告显示：平均43.3%的女生有过自慰行为；到了大学四年级，没有自慰过的女生只有12.3%；在有过自慰的女大学生中，首次自慰的平均年龄为14.9岁。

随着女性主义的兴起，女性自慰的比例在增加，越来越多的女性开始打破传统文化的压抑和束缚，让自己获得性快乐。跟男性"自慰有害"的担忧不同的是，女性自慰有时候会产生一种落寞感，这种落寞感可能是女性把欲望和情感联系在一起后的结果。在此，我想提醒女性，你用你自己的方式让自己快乐，这是一种很好的自我满足的方式，并不代表你没有人喜欢或者爱。

我的硕士论文访谈了"80后"女性使用性玩具的情况和感受，并做了相关分析，结果告诉我，性玩具是从开始尝试到逐渐接受并形成一种习惯的、只给她们带来快乐的小东西。随着年龄和认知的提升，她们对自慰的接纳和让自己快乐这件事也越发的熟练。

不过，她们会开始担心自己使用性玩具会不会上瘾？或者过于依赖性玩具以致在两个人的性爱中无法达到性高潮。这些担忧并不是没有道理，要知道性玩具的振动频率和带来的物理刺激是非常强烈的。但我在工作中几乎没有遇到女性报告自己对性玩具上瘾，只是会跟男性一样担心自己自慰过于频繁。如前文所说，实际上，性欲如同食欲，大部分人吃饱了，就不会再吃了。

还有一类女性自慰的方式是夹腿，即并拢自己的双腿或交叉或用挤压枕头、被子等方式刺激自己的外阴和阴蒂以获得性高潮。这部分女性通常也会担心这样的自慰方式会不会让自己在两个人的性爱中无法到达性高潮。其实，这种担心也是多余的。**自慰的方式是一种习惯，性高潮是一种能力，如果你在自慰的时候拥有获得性高潮的能力，那么就证明你的生理是健康的，在两性的性爱中也有获得性高潮的能力。**

不过，需要提醒的是，人的身体是有记忆的，如果长期并单一地用这种方式达到性高潮，那么身体很可能会形成习惯性的记忆——这种方式会让我性高潮。比如夹腿这种自慰方式在两个人的性行为中是很难实施的，并拢双腿的性交姿势寥寥无几，而且有一定的操作难度，所以，**长期且单一地用夹腿进行自慰，可能会导致在实际性交中无法达到性高潮。**

此外，要考虑夹腿时肌肉的力量。大腿和臀部的肌肉是比较有力的，相较于手指来说，它们并不是特别灵巧和便于调节，如果长期习惯用夹腿这种方式自慰，那么它对阴蒂、阴道和尿道会形成一定的挤压，这种挤压甚至会导致在自慰后出现小便刺痛、灼热等不舒服的情况，当然一般也会自行恢复。而在实际的性爱生活中，很难用这种方式刺激或者达到类似的强度，所以可能导致性高潮缺憾。

20年前，性社会学家李银河教授在其所著的《中国女性的感情与性》一书中，描述了她看到的中国女性自慰的一些现状："从行为上看，归类为从不做、偶尔做和经常做；从态度上看，则可分为有罪恶感和无罪恶感两大类。"

自慰，即靠自己的能力来解决性胀满、宣泄性能量，满足自己对性的要求，并获得性方面的快感和慰藉。所以，自慰是正常的生理现象，人类的自慰现象广泛存在。但是，无论是在《人类女性性行为》一书中还是在《中国女性的感情与性》一书中，都可发现有不少女性因自慰而感到不安，甚至有罪恶感。这是为什么？

社会建构论（Social Constructionism）认为，个人和文化群体根据自身的经历、社会交往以及信仰，建构或创造了他们对现实的看法，甚至人们对性的基本概念的理解也是由文化决定的（Marecek et al.，2004）。

封建社会是男权社会，女性处于从属的地位，受传统文化中糟粕部分的影响，女性很大程度上已失去追求性快感的意识。男权社会把性欲强的女性视为"异类""荡妇"，而女性在男权文化的潜移默化之下，早已被同化，因而在自己合理地追求自身的性快感（自慰）后，会陷入不安与愧疚之中。事实上，这样的女性是健康的、正常的。有性欲并合理地释放自己的欲望，通过合理的方式追求性快感，这并没有任何需要反省和感到羞耻的地方。

男权文化为何要在性方面禁锢女性？因为在一个无法进行基因鉴别的年代，男性确保孩子是自己的唯一方法就是——用各种手段防止自己的女人和别的男人发生关系。

在世界范围内，他们曾使用一系列的方法，比如，婚姻制度（母系社会时是群婚制或者对偶制，财富和孩子都是母系大家庭的），绑定女性所有权，杀掉首子，发明贞操带，残忍的割礼，等等。文明进步后，他们把暴力的方式改为文化灌输，也就是所谓的洗脑——宣传贞操观，比如宣扬女人性欲旺盛就是荡妇、坏女人，等等；通过物化女性，让女性变得无生命、无快感、无需求，那么他们即可像对待物品一样对待女性，可随意地把她们私自占有或者抛弃。

在数千年的潜移默化之中，男权文化对女性性欲的打压已经慢慢由外部压迫转化为内部潜意识的道德压抑。因而，当女性在自慰中获得性快感、性高潮的时候，她们往往会感到不安，甚至有罪恶感，因为男权文化告诉她们，这不是"贞洁"的女人该做的事。

女性的生殖器官构造与男性的生殖器官构造区别较大，男性的生殖器官构造是外露的、突出的，当男性有生理反应的时候，他们很容易就能察觉到自己生殖器官的变化，而女性的生殖器官构造则不然。

阴蒂被认为是性刺激主要接受器官，它唯一的功能就是感受性的愉悦。而阴道是有性生活发生场所和性兴奋的体验之所在。

阴蒂位于小阴唇连接处的最上端，当包皮被撑开时即可看到。不过，阴蒂无法全部被看到，因为它被阴唇覆盖，且内部深至耻骨处。阴道则是一个有弹性的通道，在男女性交过程中，阴茎会插入阴道。阴蒂和阴道作为女性体验性最主要的场所，它们是内敛的，女性无法像男性那般一低头就能看到自己的生殖器官，也无法像男性那样很容易发现自己生殖器官的变化。

从这一层面来说，自慰不仅可以让女性直接地认识自己的身体构造，还可以让女性逐渐熟悉自己生殖器官的变化，明白自己身体的需要与渴求。

阴蒂在女性经历性高潮时是极其重要的。正如马斯特斯和约翰逊（1996）所说的那样，性高潮源于对阴蒂的刺激，不管这种刺激是来自对阴蒂附近区域的直接刺激还是间接挤压，比如性伴侣阴茎的刺激。从生理角度来讲，性高潮是相同的，不管受到的是哪种刺激（Hyde&DeLamater，2006）。

女性性高潮时，阴道周围括约肌和子宫肌肉的收缩可以被客观地记录，但伴随的各种体验却无从反映，可以认为女性的性高潮是一个身体生理和大脑心理的综合感受或功能表现。抑或是可以认为女性的高潮是一种能力，需要对阴蒂进行有效的刺激，从而引发一系列的身心反应。

当今支持女权主义的研究者和理论家强调，女性在性生活中并非只关注外生殖器和性高潮（Conrad&Milburn，2001；J.W.White et al.,2000）。正如内奥米·麦考密克（1994）所写的那样，拥抱、自我暴露，甚至凝视对方的眼睛，受到女性的高度重视。**女性看待性问题时考虑的是完整的人，并不只是彼此的外生殖器，心理上的打动、互相表露自我和全身的情欲会使她们感到像性高潮时一样"性感"。**

有时候我们很难区分女性是天然地把性欲和感情相链接，还是后天文化建构的结果。显然女性在自慰的时候也有性幻想，但与男性直接和赤裸的性刺激不同，女性自慰的性幻想多带有浪漫主义色彩。

2. 为什么我没有阴道高潮？

关于女性的高潮有一个常见的误区，这个误区导致了很多女性总是在纠结自己为什么没有阴道高潮。她们认为在自慰时获得的高潮叫作阴蒂高潮，在性交中获得的高潮叫作阴道高潮。关于阴道高潮和阴蒂高潮的感受，还要从性学的开山鼻祖弗洛伊德说起，他认为阴蒂高潮是属于儿童和青春期的女性的，是不成熟的，且女性通过自慰获得的性高潮在心理上和生理上都不如通过性交获得的性高潮强烈；而在阴道与性器官交接中获得的阴道高潮是强烈的、充实的，这才是成熟女人的表现，才是"女性化"的。老"弗爷"的观点自提出后长久地被大众接纳，然随着性学的发展，这样的观点越来越被认为"直男癌"，进而遭到无情的批判并被抛弃。

金赛提出女性性反应只有一个来源，那就是阴蒂。他认为阴道没有神经末梢，基本上是没有活力的空间而已，唯一的功能就是接纳阴茎和精子。这受到了女权主义的支持，她们不需要男性的生殖器就能获得高潮。后来支持这一观点的还包括海蒂的调查研究《海蒂性学报告》，这份报告显示美国只有26%的女性在性生活时达到性高潮，且大部分与男人的"辛勤耕耘"无关，而是靠妻子努力摩擦阴蒂，阴蒂才是性高潮的真正开关。

后来马斯特斯和约翰逊的实验研究认为：女性主要通过对阴蒂的刺激达到性高潮，性高潮的发生并不需要插入阴道，而是阴蒂起了关键性的作用。现代生物学对阴蒂的研究还在继续：阴蒂有8000多个神经末梢，是女性身体最敏感的组织；与其同源细胞发育而来的男性阴茎只有4000个神经末梢。

可以说阴蒂的感觉非常敏锐，其唯一的生理功能就是提供性愉悦。由于阴蒂和阴茎同源，从解剖结构来看，两者非常相似——阴蒂也有阴蒂头、阴蒂包皮（也称阴蒂帽子）和阴蒂脚。当性欲被激起时，阴蒂也会膨胀（勃起）。但阴蒂与阴茎在外形上有差异——阴蒂本身不仅仅是一颗小豆豆（小阴唇的汇合处）那么大，它的阴蒂脚被包裹在阴道的周围。你可以想象一个人的头是阴蒂的头，身体的躯干是阴蒂的躯干，两条腿是阴蒂脚，不过没有胳膊。阴蒂就是这样的一个结构，它的两条腿就被包在阴道的周围。

有研究表明阴蒂的"身高"（阴蒂头距离阴道口的距离）会影响女性获得性高潮的能力。《性医学杂志》刊登的一项研究成果显示，在30名女性中，有10人报告说她们存在性高潮困难，这 10 名女性阴蒂头与阴道口的距离都较远。

关于高潮，还有人提出过混合高潮、子宫高潮、G 点高潮、乳房高潮、刷牙高潮（有女性通过刷牙即可获得性高潮）等，不一而足，但这些都没有得到很好的认同。高潮分类，有时候只是满足科学家的"自恋"，我们要想过好性生活、获得性高潮，需要忽略这些条条框框，因为每个人都是独一无二的性存在，能让我们高潮的点不尽相同。

人们往往忽略了一个细节：性高潮是在大脑中产生的，大脑才是最核心和最大的性器官，而阴蒂、阴道、G 点、子宫都可能是具有性感受的器官。女性达到性高潮顶峰的时候，性兴奋反应会像瀑布般地落到大脑的 80 个不同的部位。

女性主动想要获得更多的性高潮体验，需要做的就是放下教科书里的理论，用各种轻松的心态去感受每一次性爱，用真诚、真实的状态和身体去感受彼此，用心地爱抚，感受每一个动作，高潮就会在某一个瞬间像烟花一样绽放，至于放哪一种烟花并没有关系，爽才是王道。

我想告诉那些在性高潮路上自我探索的女性：

性高潮是你自己的，不必在性生活中寄希望于某个男人给你带来性高潮；性高潮的反应写在你的身体和大脑里，男人只不过是外界刺激源和工具，关键在于你怎么"使用"；你要想实现高潮，一方面要主动去获取性高潮，另一方面要认真筛选可以进入你阴道的人。我还想强调的是，不要执着地追求性高潮，让一切顺其自然，在性爱中获得性高潮的可能性反而越大。

　　性爱说到底是一种肉体和精神相结合的运动。想要获得极致体验，可以尝试做一些运动，它们对性爱的作用是得到过科学家证实的，比如著名的凯格尔运动，通过有意识的提肛运动收缩耻骨尾骨肌肉（即 PC 肌，又称性爱肌）以提高其强度和弹性，对性高潮的获取和掌控有较明显的作用。另外，游泳和瑜伽等全身性运动对性感受的锻炼也有好处。

⫴ 本章小结：⫴

1. 自慰无害，有害的是自慰产生的心理负担。

2. 自慰的频率根据个人自身状态而定，没有统一的标准。

3. 自慰是一个人对自己身体和情欲的表达，无论是男性还是女性，都需要悦纳自我。

4. 男性和女性都有很多种自慰的方式，请在没有心理负担、安全、卫生的条件下进行自慰。

5. 无论是男性还是女性，性愉悦和性高潮都是以自己为主体、伴侣为客体的，不要依赖伴侣给自己快乐，而是自己给自己快乐，并带动伴侣一起欢愉。

6. 推荐阅读美国著名学者托马斯·拉科尔的《孤独的性：手淫文化史》。这本书很好，唯一的问题就是把自慰翻译成手淫。现代性学告诉我们，"手淫"是一个严重引发歧义和污名化的词，应该慎用。

第四章
性的选择与博弈

现代都市青年在性问题上的矛盾和纠结是显而易见的，他们既有传统而羞涩的文化背景，又接受了独立自由的现代理念。身体的欲望，外界的声音，到底应该如何选择？

性关系不等于亲密关系，也不等于爱情。社会文化的构建赋予了性爱很多意义。为了帮助人们把性关系、性行为弄得更清楚、更明白，我会把性和爱进行一定程度的剥离，方便思考和讨论。本章我们讨论的很多情况就是基于没有爱情关系的性，或者性行为对爱情的影响和作用。

两性关于性的选择和博弈，其实暗藏着每个生命追求的理想和意义。没有哪种选择是绝对的对或者错，但是每一种选择的背后都对应着一个结果，每个结果背后隐含着我们的性价值观念。本章会有一些真实的故事，愿你能在这些故事和我的分析中得到启发。

一、他是只想和我发生关系，还是真的爱我?

2018 年，我从上海搬到了北京，有人告诉我，如果你在海淀，女朋友在朝阳，这基本上就属于异地恋了。

还有个北京女孩跟我说："僧哥，北京没有爱情故事，只有套路。我现在不是想如何谈恋爱，我只是不想再被套路、被骗炮。"

在我们生活的社会里，谎言和真相同时存在，有的时候，谎言还穿着真相的外衣，让人防不胜防。如网络流行语所说："自古真诚留不住，唯有套路得人心。"有人说，你向往牵手就能结婚的爱情，却活在上了床也无所谓的时代。

现代社会，偶遇的性行为，如"一夜情""约炮"，并非什么新鲜事，那么如何区分"约炮"和恋爱呢?

1. "约炮"和恋爱的鉴别指南

阿明和小美是在我的微博里认识的。两人在三月份认识，四月份就"奔现"了。不过两人是异地，一个北京，一个上海，相距 1000 多公里。

两人第一次见面就发生了关系，那几天过得甜蜜且美好，又黏又腻，如胶似漆，难舍难分。

可是没过多久，小美发现她没有出现在阿明的生活圈里，阿明不和自己朋友说她的存在，也不发他们在一起或者相处的朋友圈。

两人的联系也随着时间的推移逐渐减少，阿明总是说自己很忙。

她忍不住问阿明这是为什么。阿明解释道："没必要啊，想等未来关系稳定了再说。"

"关系稳定了？"

小美一脸迷茫地问我："僧哥，什么叫关系稳定？我突然感觉自己明明想谈恋爱却被约了个炮。"

我反问："你为什么不问他？"

小美调皮地说道："问了就可能分手，问你又没什么风险。"

我说："恋爱和约炮的目标不同。恋爱如果有一个目标的话，那应该如同美国畅销书作家斯科特在《少有人走的路》中写的那样：爱是为了促进自己和他人心智成熟而不断拓展自我界限，实现自我完善的意愿。

"那么恋爱，就是促进自己和他人心智成熟，与伴侣共同成长的过程。"

"当然换个角度看，恋爱也是一种筛选机制，帮助我们去选择谁是合适与我们共同成长的伴侣。"

"炮友显然不是这样的。炮友的目标是释放欲望，获得性愉悦。至于亲密感、人格成长，都是性关系中的附带产物，产量不高，质量也低下。"

"炮友关系缺少承诺，也相对自由。大家可能相处一段时间后，就会因为性的激情退去而彼此渐行渐远。炮友关系充满了迷惑和不确定性，在道德层面，人们的接纳程度并不高，大家也不会公开彼此的关系。"

2. 任何关系都是双方确认的

恋人是我爱你，我愿意，双方相互确认的一种关系。然而"炮友"常常是不默认或者不定义的，因为在现实生活中"炮友"两个字常常不被人们理解和接受——想想也是，只是为了性的释放和快乐，好像也不是值得鼓励或者光彩的事情，所以很少有人去确认这种关系，常常是默认的或者是"被炮友"，然后就是默默地忍受着。"你本来想谈个恋爱，没想到对方只是想约个炮"就是形容现在人们的无奈。

很多人，特别是女性，不愿意承认自己约炮或者有炮友关系，在心理上抵抗这种关系，所以更不会去确认关系。这种感觉就如同你跟一个人说"这是我的好兄弟"，而另外一个人的内心是"我跟你很熟吗？"但在表面上说"我们是好兄弟"。

就是这种不清不楚的关系，常常让很多女性没有安全感。

炮友就是炮友。

新时代下，爱一个人的成本太高、要求太多。性观念多元化以后，有些人会先上床后恋爱，在这个先上床的过程中两人的关系其实就是炮友关系，国外将其称为"约会"，但是对于含蓄的国人来说，未免这也太前卫了。

所以说，做炮友可能是新时代背景下亲密关系的一种形式，这种形式有点无力、有点刺激、有点爱无能。

是的，我们还是习惯先恋爱，再上床，最后结婚，最好还能和同一个人厮守一辈子。所以阿美的内心总是觉得自己这样有点不好，认为自己"给"得太快、太草率。

她还是忍不住去问了阿明："我们到底是在约炮，还是在谈恋爱？你为什么不把我的存在告诉你的朋友？"

果不其然，阿明很生气地说这是侮辱他的人格，说要是约炮的话干吗不骗她说已经告诉朋友了？还说到了 10 月之后肯定就很少联系了，因为两个人都很忙、都要学习。

小美觉得他是在为分手做铺垫。阿明解释说："这是事实啊，我们要提前为'联系较少'做好心理准备啊。"

3. 如何避免被"骗炮"

阿明的冷酷，让小美觉得自己根本没有在恋爱，而是被"骗炮"了。

"骗炮"——这可是很渣的行为。我提醒小美，不要轻易贴标签，毕竟当初的相识、相见，我都是看着他们一步一步地走到今天的。"骗炮"的核心是欺骗，比如有些男性会伪装成富二代、985 或 211 的高才生、运动达人等身份去欺骗女孩子；也有人用真实的身份，打着爱情的名义去释放性欲，一旦上床了，就完全退出女生的世界，这也是"骗炮"。

"骗炮"还涉及两个人的期待，比如你可能觉得在谈恋爱，而他觉得只是打一炮。事实上，"骗炮"这个词很大程度上是因

为部分女性把自己的身体和性欲当作两性关系中的一种资源，如果她没有得到自己想要的，一旦发生了关系，就觉得自己吃亏或者上当了。

但现在越来越多的女性拥有了独立意识。

现在我通常会跟男同学说："你们不要天真地以为一个女人跟你上床了，就是喜欢你、欣赏你、想要嫁给你，也许她们只是觉得你不错，可以满足一下她们的欲望。她们可以随时离开你，留下不需要你负责任的洒脱，但你可能彻底被这个独立的灵魂所征服。"

女性的独立意识，在现代社会越来越被提倡和重视。很多女性都在抛弃"上床等于吃亏"的这种想法。只要健康、安全、愉悦，那么她们会在权衡风险之后，让自己快乐。

所以，"骗炮"的不一定是男人，还有女人。我常常告诉男生在感情的世界里情深不寿——"自古多情空余恨，此恨绵绵无绝期"。在性的世界——"勿做种马，误了年华"。

当然，小美并没有完全的独立，她还是有点恨，恨自己爱得太快。

"僧哥，你觉得他真的是在为我们的爱情考虑吗？"

"情如饮水，你应该比我清楚。"

有一种说法，说爱情本来就是一个谎言，如果你可以用我爱你骗一个人一辈子，那么你也骗了自己一辈子，这样下去，你们一辈子都会是幸福的。

小美说："为什么我好害怕？"

我说："怕什么，又不是没有被爱情伤过。"

爱情本来就是一个痛并快乐的旅程。我们生活的时代，有人骗炮，有人约炮，有人恋爱，你知道你自己想要的是什么，兵来将挡，水来土掩即可。你要相信，当你坚定了自己人生之路的信念，路上的都是风景，给你的都是修行，你要做的就是尽力照顾好自己，然后你就能游刃有余地和他们周旋到底。

最后你能收获的，就是人生的体验和一个又一个的幸福小瞬间。

二、请抛弃老套的"女性吃亏论"

有一个女孩问我："男友大我六岁，他提出过做爱，我拒绝了，然后他就很不高兴，说我太保守了，就像七八十年代的人似的。我成长于传统家庭，觉得不能保证娶我就不能发生关系。我很爱他，也想过给他，但怕之后分了，我很吃亏，我该怎么办呢？对了，我刚成年，我觉得此时发生关系太早了。"

在我们的文化中，女性常常会用"给"这个字来表达自己的性意愿。但人与人之间应该是一种你情我愿，而非赠予或"给"的，这个"给"字的背后蕴藏着一种牺牲、吃亏的感觉，而男性好像就是一种赚了、占了便宜的感觉。让我们来仔细分析一下：

1. 性同意的条件

一个成年女性，可以和她想的、她喜欢的、她爱的成年人上床，只要这样的行为都出于她自己真实的意愿，她可以像男性一样自由地选择，这是她的身体，也是她的权利。当然她也可以拒绝任何自己不喜欢的、不想要的性行为。任何时候，当男性提出性需要的时候，女性都需要反过来问自己：我需要吗？

任何男人（包括男朋友）以任何名义（包括"我爱你"）要挟你，想和你上床，这都是不道德的，也不是真的爱你。

爱情常常成为女性性同意的必要条件——他如果爱我，我就要跟他上床。这样是对的吗？如果不跟我上床，就是不爱我。其实，无论是男人还是女人，都容易有时候把性同意等同于爱。

在我看来，上床有时候和爱情无关，有人因为好奇上床，有人因为感情到了那个阶段需要上床，还有人礼貌性上床等等。

对于正在交往的男女朋友来说，"要不要上床"这个问题，需要双方冷静地判断一下。这件事的发生对你自己来说意味着什么？做爱了，才是真爱吗？

有人认为上床这么单纯的事不应该和爱情这么复杂的事纠缠在一起，性行为和情感的判断是分离的；但大部分传统的中国女性还是坚持认为"性和爱，必要先有爱情，再有性关系"，有些人喜欢婚后发生性关系，认为这样更有保障。

这些都没有错，也没有什么不好，只是一个选择。很多女性都会说自己生活在一个传统的家庭。如果她们能一直"传统"下去，就不纠结了——不结婚，不洞房花烛夜、不上床，就直接对男人说"不，老娘不愿意！"

你真的不愿意吗？还是被传统性观念绑架了？或者是被"爱情"和"他的情绪"绑架了？

你问过自己吗？你想和他上床吗？你有想过把他按倒在床上享受鱼水之欢吗？身体和情欲对你个人来说意味着什么？你对待"爱情"和"他的情绪"是不是比对待自己还重要呢？你是不是忽视了自己的身体和心灵的呼唤？

我这么说不是鼓励大家上床，是希望我们能真诚地面对自己的情欲，因为这在我们的文化中并不容易做到。

总结一下：我们鼓励女性在两性关系中保持一种女性独立的意识，一方面意识到自己的性权利，另一方面坦然面对自己身体的情欲。

2. 尊重自己的身体，做自己的主人

做自己身体的主人并不容易，特别是在初次性爱的选择上。我记得电影《完美陌生人》中罗科和自己的女儿讨论初夜。年轻的女儿正准备出门去见一个男生，出门前女儿说："我不知道，但我想去，可我没想到是今晚。如果我不去，他可能会不高兴，我该怎么做？"

爸爸："不要因为他不高兴而去他家，这不是唯一的理由。"

"当然不是。"女儿说。

爸爸："我要说的是，这是你人生中重要的一刻，是你会铭记一生的事情，不仅是你明天跟朋友的谈资。如果你以后想起，无论任何时候想起，这件事都会让你嘴角带笑的话，你就去做吧；但如果你并不这么认为或是不确定的话，那就忘掉它吧。因为你有大把的时间，你知道吗？闭上眼睛，去倾听内心的呼声，做自己真正的主人！"

这个世界有太多的期待和声音，但对于性的选择和判断，你更多的是需要倾听自己的声音，因为这是你自己的身体和人生，你不能一辈子都活在别人的期待和评价中。做自己的选择，为自己的行为负责。

3. 珍惜你的性资源

当你做了自己的主人，也许就不会考虑上床有没有吃亏或者是不是掉价的问题了，但是这类问题却困扰了很多女性。

"我和我男友同居了一年，我爸妈劝我和他结婚，理由是'已经被他睡了一年，之后再找别人结婚，也不容易找到'。我听了这话还蛮不舒服的。我是觉得男友不错，可以和他结婚，但绝对不是因为'已经被睡了一年'这种理由。

"我提出要和男友同居时，我爸妈极力劝阻，理由也是一样，怕我之后没人要了。我说现在是男女平等，'女人被睡是吃亏'的思想落伍了。

"但我爸妈说'女人会怀孕，男人不会，男人可以睡了你就

走了，这能比吗？'

"我竟无力反驳。我现在一直想着，我是不是掉价了？"

人的身体和性是重要的资源。在性学领域有一个概念叫作性资源（sexuality resource）。整体上来讲，这个概念是把性当作资源。即一个人的颜值、身体、欲望、性魅力、拥有的性技术，最后汇总成为这个人的性资源。

传统意义上的处女，在婚配市场上处于优势。相对的，如果不是传统意义上的处女，那在婚配市场上会处于劣势。我想上文案例中的女孩说的"掉价"大概就是这个意思。

性资源和其他的资源有一些共同特点：物以稀为贵。它可以被利用，可以被出售，可以用来获得更大的利益，类似于人脉资源，有时看似没有用，却可以撬动很大的商业价值。

简单来说，普遍意义上，女性的性资源就相对比男性"值钱"。原因不言而喻，女性的性资源更少，她们会更慎重地跟男性发生性关系。

所以男性想要拥有发生性爱的可能，就必须拿出其他的资源作为交换，比如钱、权利、感情、时间等等。

我有一位既漂亮又成功，自己在创业的女性朋友，有一天她跟我分享了一个观点：

"你应该知道，在当下社会，如果男人想跟女人发生性关系，却不想花时间、不想付出感情或者不想花钱，还想要去睡她，这种操作就叫白嫖——空手套白狼，其实大多数时候是不现实的！"

虽然，我极度反对将女性物化，鼓励女性情欲表达，希望她们幸福、快乐地追求自己理想的人生，不被传统的性价值桎梏。但是，她的这段话反映了一个客观事实：如果一个女性没有任何的价值感，让男性在什么都没有付出的情况下跟她发生了性关系，那确实是一种性资源的浪费。

不得不说，生活在这个商业社会的我们必须明白：你的性资源是独一无二的，是无价之宝，无法用钱来衡量。

也就是说，我们的身体和情欲是有价值的，只是这种价值不能用金钱去衡量，但它可以用来撬动我们想要的东西，比如爱情、婚姻、家庭和幸福，都可能跟这些资源合理利用分配有关。

另外一位女性朋友跟我说，她清晰地知道性对于她来说意味着什么，即使恋爱3年了，也要忍到把第一次留给结婚。因为她非常明确地知道，要得到的是一个传统男人的珍惜、呵护，这就是一个重要的筹码。在未来男人不忠的时候，还会是一个武器。

"我的身体，我合理合法地想用它来做什么都是我的自由，别人无权质疑。"

所以，一方面我们必须知道我们要什么；另一方面，我们必须提高和获取性资源的能力。性资源有些是先天的，比如身高、体型；有些是后天的，比如性知识、性技巧、性态度等。

而同一种资源在不同的市场上也呈现不同的"价值"体系，就比如"处女"，在一些人看来可能是无价之宝，而在另外一些人看来并没有什么实际的价值。

既然性资源作为自己的一个属性，到底应该如何运用它？最关键的是我们追求什么，因为你可以利用你的资源去获得一些东西，但是你必须意识到性爱对你的人生将会有怎样的影响。

如同茨威格在《断头王后》里写到的那样："她那时候还太年轻，不知道所有命运赠送的礼物，早已在暗中标好了价格。"

珍爱自己的性资源，也是爱自己的一种方式。我们鼓励自由，大家要记得哲学家加缪说过的一句话："自由应是一个能使自己变得更好的机会。"

三、令人费解的短期性关系

在实现恋爱自由以后，性关系的自由也一直有人在呐喊和助威。随着信息化的发展和互联网的进一步普及，人与人之间的连接变得越来越便捷和快速，谈性色变的中国人对于性也不再像以前那样羞涩。随着各种信息的充斥和思想观念的开放，越来越多的人尝试开始短期性关系。这种短期性关系就是现在大家口中的"约炮"。

1."约炮"实际上是一种廉价快消品

"约炮"，如此本土化的语言其实更多是西方文化的思潮的结果，又叫作"Hookup（勾搭）""Friends with benefits（可以上的朋友）""casual sex encounter（随意的艳遇）""no string attached（无牵绊的性关系）"。研究发现，大约60%的美国大学生曾和朋友有过炮友关系，大约36%的大学生有"炮友"。事实上，当女性想寻欢作乐时，一般都会找朋友（63%）而不是陌生人（37%）。在国内，根据中国计划生育协会、中国青年网络和清华大学公共健康研究中心共同发布的《2019——2020年全国大学生性与生殖健康调查报告》显示：在发生过性行为的大学生中，有19%的大学生实际发生过偶遇性行为，其中男生显著高于女生。偶遇性行为是指与没有感情基础，甚至没有进一步关系的人发生的性行为，包括"约炮""一夜情"、性交易、交换伴侣等。

大学生偶遇性行为的对象主要是网友、非男/女朋友的同学/朋友、曾经的男/女朋友。相比之下，男生和前任发生偶遇性行为的可能性要比女生高；女生和其他同学、朋友以及网友发生偶遇性行为的可能性比男生高。在全体大学生中，8.39%的大学生尝试过和网友"约炮"，但只有4.49%的大学生实际发生过。

偶遇性行为的典型对象通常被称为"炮友"。在建立炮友关系之前，人们常常可能会在网上询问"约吗？"这简短的两个字、一个问号，将国人含蓄、骚动中带着羞涩，想要又不敢直白表达性要求的心理展示得淋漓尽致。

约炮从生理体验上看并不是最好的，美国斯坦福大学保拉教授提供的几项调查数据可以作为参考："在第一次约炮中，只有11%的女性和31%的男性感受到性高潮。在第四次约炮中（如果约炮对象还是同一人的话），这个数字上升为33%的女性和64%的男性感受到性高潮。而在稳定的、以爱情为基础的日常性关系中，有85%的男性和68%的女性感受到性高潮。可见良好的性体验还是来源于固定、有感情的伴侣的熟能生巧，而炮友的分离和告别所引起的焦虑情绪总是阴魂不散的，需要时间调整。

约炮可能会给你不同的体验。一位白领女性在被采访时描述到，其实她对"炮友"的要求很多，担心遇到坏人被绑架、勒索什么的，怕"不干净的男人"，怕男人纠缠，要跟她恋爱、结婚，所以她只在自己所在的高端社区或朋友圈寻找"约炮"对象，以避免遇到比自己文化、收入、理念层次低的"渣男"。而即便她如此挑剔，她的体验基本上都是一半好一半坏，而且时常将自己暴露在危险中。

巴斯进化心理学实验室发现男性对暂时性的炮友要求比较低。经验证明，女性只要有一点符合男性对性伴侣的要求，比如聪明、善良，男性就愿意和她们上床。相比之下，女性对性伴侣的要求不会随便降低，不论是选择暂时性的炮友还是长相厮守的爱人，她们的要求都很高。

对大多数人来说，怎样用最经济、最快捷、最便利的方法解决空窗期的性饥渴是约炮的首要目的。而遗传社会学显示，男性显然比女性更容易适应这种经济模式。

正所谓"脱衣带感，穿衣离情"，人们永远无法在炮友关系中得到长久的满足。试问假如我们拥有一段稳定的高质量亲密关系，我们还会不断地更换伴侣去寻找一种未知的情感体验和性体验吗？也许真的有一部分人会这么做，但是在尝试了一次、两次、三次之后还会不断尝试吗？或者这样的生活真的适合这一部分人吗？

现代社会爱情或者说高质量、稳定的亲密关系比简单的性爱要奢侈，爱情需要我们投入更多的时间、精力，陪着一个不完整的人走向成熟、独立、充满爱的内心深处。而性爱在"996"快节奏的互联网背景下变得像是唾手可得的廉价商品。

2. 是什么让他们选择了短期性关系？

"约炮"是短期性关系的代表，短到像"炮"一样。在互联网还不发达的时候，与短期关系相对应的名称是"一夜情"。

无论是短期关系还是长期的恋爱，或者是更有社会保障的婚姻关系，要理解人类在选择性伴侣时的决策机制，先得介绍一个概念：性策略理论（sexual strategies theory），它的核心是交配选择有利于进化，用于分析男女两性对短期和长期异性关系的不同态度。

说白了，女性通常会尽量避免短期关系（如约炮）而寻求长期关系（如恋爱和结婚），因为短期关系的潜在成本（如意外怀孕、感染性传播疾病）高于潜在收益（获得一定的资源和优势基因）。而男性会更倾向于短期关系，以更低的时间经济成本去满足自己的欲望，增加繁殖后代的可能。

所以，对于女性来说，选择短期关系，例如约炮和一夜情，她们的风险会增加。那为什么有女性会做出这样的选择呢？

几年前我到北京出差，有个女粉丝非要来见我。

坐定，她告诉我，年轻的她约炮了，在我的微博里，对方还是我的男粉，还是我发了微博后她在评论里找的。看着她羞红的脸，听她讲述着她跟一个北京男孩的故事。在两人见面、吃饭、上床4次以后，她觉得自己爱上了那个高大、帅气、还在读研究生的男生。让她纠结、痛苦的是她不知道自己要不要爱下去？爱下去会有未来吗？对方会接受她吗？对方会不会不接受因为约炮而开始的爱情？

而她约炮的初衷是想知道"约"是怎样一种滋味。

这让我有些难过，我觉得是不是我做错了什么？

我的微博是不是错误地引导了什么？

关于约炮，我的立场是不是不坚定？

我曾发微博称：好的性教育不会叫你一定要约炮或一定不要约炮，它会帮你权衡利弊，帮你做出负责任的选择。

我一直强调的——我是爱你的，你是自由的。

我也善意地提醒：约炮最大的风险，就是爱上对方和有一个叫作"天赐"的孩子。

一番自我反省之后，在那个阳光灿烂的午后，我决定补刀。

我询问了她和那个男生相处的细节、对方给她的感觉，以及为什么喜欢他。喝完最后一口咖啡，我告诉她"想清楚，你爱他什么？然后约他出来，告诉他，你喜欢他。有些话，上完了床之后再说，也是要说的。"

我还是期待他们能拥有爱情，或者我本质的愿望是性和爱美好地融合，无论是先上床还是先恋爱。有些女性选择短期关系的原因是出于对长期关系的恐惧和害怕，或者是一种无能为力。或者说，很多传统的女孩都期待好好恋爱，在爱情中享受性。谁又愿意冒着被羞辱为荡妇的风险去做短期性关系的选择呢？

然而在我看来，短期关系并非只是性欲的满足而没有现实的意义。如果你在短期关系中保持觉察和自我反思，你会发现自己、认识自己，看到自己在一段关系中的样子。要知道一段稳定的、高质量的长期关系，其实是由多个短期关系在一个人身上重复出现连接而成。

所以，我选择，我负责；照顾好自己，不断地认识自己，理解和接纳自己。

3. 性自由的背后，是爱无能

对于男性而言，长期、稳定的亲密关系需要付出的成本更高，而约炮只有"播种"成本，没有育儿成本，还能有更多繁殖的机会。与男性相比，女性的十月怀胎、一孕傻三年……都是不小的成本。

当然还有一种风险——爱上炮友。

约炮可能是最简单"类爱情"体验。

沟通、约会、见面、吃饭、上床、拥抱、做爱、分开……每次见面，就像一个微小的恋爱，每次离开就好像微小的分手。爱情的快乐和失落都用性高潮串联起来，直到反复体验这种"痛并快乐"的感受而无法忍受之后，新的想法就出现了——在一起或者因为烦了而分手。这多像爱情里的彼此纠缠，只是不敢以爱之名，要知道，爱常常增加压力，性恰好总是释放压力。所以，两个人先因为释放压力的性而爱上彼此，却因为有压力而分手，很合逻辑。

现代人，你背负了多少爱情的期待和压力？

好好谈一个可能长久的恋爱，把恋人放在床上，也放在心上，甚至放到户口本上。可是，你向往牵手就能结婚的爱情，却活在上了床也无所谓的时代。

再说一个"女生约炮"的故事吧。她之所以上床"无所谓"，正是由于她对爱情"有所谓"。

23岁的小青曾经单纯地、毫无保留地爱自己的初恋男友，得知他劈腿后，她决定用"约炮"的方式忘掉这个男人——不就是个男人，老娘要多少有多少！于是，她7天换了7个男人，只是为了证明男人本身没有价值。

也许我们当中有部分人和小青一样曾经受够了爱情的伤，不愿意再提及、碰触，而身体总在躁动的夜晚呼喊。

任何行为不可能不带情感，女性约炮从性策略理论的角度来看是不符合逻辑的。事实上，根据我的大量咨询经验，让女性失去逻辑能力的往往不是性，不是新鲜，不是恨，也不是欲望，而是爱。

她们在约的过程中寻找爱的感觉——另一个人的倾听，积极的关注，回应渴望，表达需要，相互赞美，体验水乳交融的亲密感。所以，如果你碰到不断约炮的女人，那么她们一定是在这样的行为中寻找爱的体验。

如果恰好你也爱上了她，请记得好好珍惜她，因为性自由的背后，是爱无能，而所有爱无能的人，都可以因为被爱滋养而重新获能的。当然这样做也不容易，所以如果你们在约后感觉有一方爱上了对方，那么请停下来，好好地沟通，问问自己为什么。

在现实生活中，我也遇到过男生爱上炮友的案例，也看到过女生在短期关系中比男性更加洒脱，对待感情更加无所谓的案例。所以，无关性别，我们都需要明确地知道：自己在一段人际关系中的主要诉求是什么？

有的时候要勿忘初心，方得始终。

四、性爱动机与策略

有人说，男女之间的事情就像汤姆猫和杰克鼠一样，看似你追我赶，但其实两个人在内心深处一直保持着很好的友谊。

1. 两性的性爱动机

有一本书叫《女人的性爱动机》。这本书的作者是辛迪·梅斯顿和戴维·巴斯，两位都是性心理领域的大咖。他们的团队花费 5 年多的时间，从 1006 名来自世界各地的女性的访谈和问卷调查以及其他大量一手资料中总结了 237 种女人的性爱动机。

这些动机千奇百怪，有的是单纯好奇，想知道做爱是什么滋味；有的是因为爱情的狂热，做爱变得水到渠成；还有的是因为需要通过性爱来证明自己的价值；有的只是因为感到空虚、寂寞，想找个人陪伴；抑或月经前后有欲望，需要宣泄。

这本书读起来让人感到有点兴奋，好像女生看起来很容易发生性行为一样。

男性的性爱动机也不过如此。值得一提的是，近年来，国内的 PUA 被人玩坏了，走向欺骗和犯罪的道路，有些男性用虚假身份伪装自己，然后对女生进行情感操控，把和女生发生性关系作为战利品来炫耀。他们简单且错误地理解男人的自我价值就是外在物质，忽略了人际交往中最重要的品质——真诚。

2. 男人虏获女人芳心的性策略

男性想跟女性发生性关系是一种原始的本能，但是直接地展示本能是愚蠢的或者不成熟的。成熟的男性，或者说掌握了人际交往技巧并愿意对彼此关系负责任的人，更理解女性的心理，可以做到步步为营。

首先，他们会"隐藏"他们的本能，表现出对于女性整体的欣赏和喜欢。当然这和渣男的最大区别是他们是发自真心地喜欢和赞美女性。良好的人际关系都是建立在平等和尊重的基础之上，而真诚地赞美一个人是爱的五种语言之一，是表达喜爱的一种方式。这个世界上没有人不喜欢赞美，即使她们嘴上说"别夸我，我容易骄傲"。

其次，男性需要展示自己真实的形象和想法。我个人和很多"钢铁直男"一样，不太会做自我形象的管理。其实女人和男人一样，都是视觉动物，是会先通过外表去判断一个人并形成第一印象的。**没有人有责任或者义务通过你肮脏、邋遢的外表欣赏你高尚、纯洁的灵魂**。所以男性自我展示的形象管理非常重要。在这方面，成熟的男性比不成熟的男性更懂得如何包装自己。包装并不是"造假"，而是作必要的修饰和呈现。

除了外在形象的展示，男性还需要展示自己内心真实的想法和态度。我始终觉得在沟通和交往方面，真诚最重要。要知道无论你是想跟她谈恋爱，还是想跟她上床，或者看到她就想和她结婚，这些都是正常的，关键在于你的表达方式。可能有时候你自己都没有想清楚你到底要什么，所以你常常说不清楚。

说不清楚的根本原因是有些男性对自己没有清晰的定位，不明白自己社交的目的，可能出发点就是，别人都有女朋友，我应该去找一个。

我大学的时候看过一本书，书名叫作《男人一生的性计划》，这本书从一个男人出生开始到死亡，把男人跟性有关的问题和想法都进行了阐述。我当时很年轻，这本书吸引我的地方在于——我们可以安排和计划自己的性。

比如当你有了喜欢一个女性的情绪之后，你要确定跟她沟通的目标。你是想更多地了解她，还是让她也喜欢你，或者是发展成恋人，抑或只是单纯的性欲冲动。男人的动机是复杂且多变的，有的时候跟异性交往只是为了证明自己很棒；有的时候只是觉得对方很棒，想靠近对方。

明白了自己在交往中的目标才能做到清晰的表达，使得对方更好地理解你，不会产生误解，也更容易达成目标。我们生活在一个有人格面具的社会，男性在这个社会中通常都被要求"优秀"，所以男性常常戴着面具，然而戴面具久了，有时候就会不清楚自己内心真实的想法。

我有一个朋友说："当时我不是真的喜欢她，我只是觉得她很漂亮，带出去很有面子。"

还有另一个朋友跟我说："我后来才明白，我只是想跟她做爱，那个时候太饥渴了，我只是馋她的身子。"

诚实面对自己的需要，合理表达自己的想法，跟能接受的人继续交往，跟不接受的人说再见；否则骗了自己，有的时候也骗了别人，最后会给双方带来伤害。

从明确想法到表达想法之间还有一条鸿沟需要跨越——表达的障碍，其原因一方面是跟男性常用的沟通模式有关，另一方面跟文化中男性气质有关，一旦男人说多了，会被认为是婆婆妈妈。

分享一个简单的完整表达的套路：所见，所想，所感，所需。这一"套路"会贯穿你的全身，也会让你觉察和发现自己最真实的想法。

所见，就是首先描述你眼睛看到的事实，越准确越好。

所想，就是经由你所看到的事实，你想到了什么样的事情，你有什么样的联想，这一表述可以帮助对方更好地理解你。

所感，就是你内心真实的感受，就是你的情绪。

所需，就是你向对方提出你的需要。

有些人很难表达自己的需要，但这在两性关系中非常重要。无法表达需要最重要的内在原因可能是害怕被拒绝。然而如果你不表达，对方又怎么知道你想要什么呢？

在《非暴力沟通》一书中，作者马歇尔卢森堡博士还增加了一项"请求"。请求更像是在亲密关系中，提出具体需要对方配合的事情。所以在表达需要的时候，也尽可能把你的请求表达出来。

比如你第一次约一个女孩子出来见面，你可以在要分别的时候，把自己全部的想法告诉她，你很清楚地发现你有些喜欢她，你不确定未来是否会跟她恋爱或者上床，但你想让她喜欢你，你也想做一些试探，那么你可以运用下面的方法表达。

你可以说："你今天愿意跟我出来见面，很认真地听我一个人在这絮絮叨叨说了很多（总结所见），我想你一定是个很善良的女孩，很有同理心（表达所想），我感到很开心，很幸运，可以遇见你（表达所感）。现在，我们要分别了，我有些舍不得，我想抱抱你（表达需要）。不知道这样说是否唐突，也不知道是不是可以（表达请求）？"

其实是否拥抱，其结果并不重要，重要的是你完整、真实地表达了自我想法，达到了目的。女性的身体通常比语言要诚实。而这样完整的自我暴露会增加两个人的信任感，为你赢得好感。

有很多男性不能真实地表达自我。

真实的想法、真实的欲望，在我们快节奏、信息化、每个人都戴着面具生活的社会，常常容易被披上虚伪的外衣，冠冕堂皇地成了男人和女人之间的糖衣炮弹，相互伤害。有些人习惯性地撒谎，用一个谎言弥补另一个谎言；而有些人习惯性地骗人，最后把自己也骗了。

所以我经常跟我的学员们说："人生苦短，为什么我们不活得真实一点？"当然，真实不代表直接赤裸裸地表达欲望，而是在合适的时机有礼有节地、真实地表达自己的想法。至于对方是否能够接受，正如《女性的性爱动机》这本书中提到的一样，只要有任何一个理由，你都有机会。

你把自己准备好，她就会来"推倒"你。

当然，我觉得对于男性来说，我们生活在一个女性觉醒的时代，当你去思考跟一个女性交往的目的的时候，你要清楚地明白对方的目的。正所谓，知己知彼，百战不殆。

在性这方面，我知道有部分独立女性会像男人一样追求性对象，她们并不会觉得跟一个男人上床就是吃亏，通常她们都带着目的，有些目的是单纯的，比如性满足或者好奇，有些是复杂的。所以男性要明白，跟一个女人上床不意味着你占了什么便宜，大家是平等的、自愿的、各有所图的。

性一旦在两人之间发生行为性的接触，那么就会产生性关系。性关系有的时候是非常复杂的，会耗费很多精力。

萧伯纳说，一个成功的男人背后一定有一个女人，而不成功男人的背后则有两个。由此可见，男人的性策略甚至可能影响他一生的发展。

然而，性心理学鼻祖弗洛伊德曾经把人类的性称为"力比多"，他认为性是人类生命力和创造力的源泉。

他形象地将性欲比喻为奔腾不息的河流。性欲这条河流从人类出生开始，随着时间的长河，源源不断地在人的生命中奔腾、流淌。如果性欲受到过分的压抑或阻滞，将导致人类患上精神病或神经症。

绝大多数人的性欲都能得到一定程度的释放和缓解，然而绝大部分的性能量早已脱离了原来的性目标，被挪作他用，比如工作的激情、创新与文艺创作的灵感。

性冲动脱离原来的性目标，转向新目标的过程，被称作升华作用。爱情、文化和艺术都是性欲冲突升华的结果。若性欲直白的呈现和表达都和这个社会文化格格不入，也是不成熟的表现。所以，不要小看对自己情欲的觉察和选择，它可能决定你的命运。《增广贤文》中写道："三思而行，再思可矣。使口不如亲为，求人不如求己。"

在男性面临情欲抉择的时候，需要这种态度，要思考和判断一件事是不是自己可以承担的，如果是，那么可以去做，动口不如亲为，哪怕失败也好，也会给你带来经验和教训。也许人生没有什么固定的策略，或者不用遵循什么样的建议，你唯一能做的就是随机应变或者有智慧地去分辨。

五、性需要的背后，可能真正需要的是爱

都说女人要爱，男人要性，在现实生活中总会有各种各样的错位，比如有些女人觉得自己可以做到性爱分离，只享受性，开始是享受到了性，但慢慢地发现自己做不到，还爱上了不该爱的人。

小雪走进我的咨询室，带着气愤对我说："老师，我不爱他。"

"你不爱他？能说具体点吗？"我问。

"我依赖他，有点喜欢、欣赏他，喜欢和他做爱；但是他有太多缺点，他不爱学习，不上进。可是我们纠缠了10个月，这种感觉说起来好复杂。"她说话的时候嘴角情不自禁地上扬，笑容中带着几分痛苦。

"这么复杂的感情不是爱吗？"我问。

小雪陷入了思考。

另一个女生小树，今年30多岁了，不久前和一个已婚男人上了床，还是自己的第一次。她明明知道两人没结果，可就是放不下。

她跟我说："我不可能爱他，就算他没有结婚，他也不是我的理想对象，我不会爱上他。我只是想帮他，希望他更好。"

"为什么希望他更好？"我问。

"说不上来，可能是因为他曾经对我好过吧，也可能是因为他曾经在我最需要的时候出现了，还可能是因为他是我第一个有性接触的男人，所以就希望他好。"

"对他好不是一种爱吗？"我问。

小树也陷入了思考。

上述两位姑娘的共同之处就是想上床，后来才发现关系有问题，而且非常具有讨论意义的是，她们都是第一次。

小雪是第一次，但是当时发生性关系的时候并没有想那么多，她对性充满了好奇，也没什么处女情结。不过对方也算负责任，两个人纠缠了一段时间后，最后也确定了关系。但小雪明显感觉到自己所托非人，虽然一开始她也没对这个男人抱有很大的期望，但是对方越来越让她失望，也越来越肆无忌惮。

小树也是第一次，她只是觉得自己到了需要性爱的年龄却还没有性生活，让她这个 30 岁的白领女性有时候看起来像怪物。她知道跟已婚男人在一起没有结果，但是渐渐地，她似乎越来越放不下，开始期待跟这个男人保持起码的尊重和相互理解。然而，男人逐渐避而远之，极力地撇清和她的关系。

在两性关系中，男人似乎一得到性就会露出本来的面目，或者说，轻易得到的就不会珍惜。以上两个故事中的男性都开始不尊重他们的伴侣，对他们的"伴侣"冷漠、不关注，而此时两个女生似乎在感情中越来越在乎对方，越来越纠结。

她们说的"不爱对方""不可能爱对方"，在我看来，都包含着爱的成分，因为真正不爱的人，不在乎对方的人，此时已经放手，不纠结了。她们第一次的性也隐藏着爱的需要，她们渴望对方更珍惜自己、更爱自己，然而现实并不是这样。

为什么会这样呢？她们付出了自己的肉体，得不到想要的真心，为什么不能及时止损，还在纠结、犹豫什么呢？

她们在潜意识里希望得到爱，但是在意识层面，她们只是觉得自己好像需要性。**其实，在我们内心，性与爱的需要从来都是一起出现的。**

而很多性需要的背后，其实真正需要的都是爱。

那么她们先开始了性，又爱而不得是为什么呢？要怎么办呢？

首先要知道她们为什么会爱而不得。在我看来，很有可能是她们不懂爱，她们从小到大也没有被真正爱过。在中国，这样的女性要比男性多。

"学习好有什么用？以后迟早要嫁人的。"

"长得好看又怎么样？最后还不是别人家的人。"

"女孩子太瘦了就不好生孩子，太胖就是不自律。"

成年人对爱的选择不过是童年依恋经验的投射（见167页）。成年之后，她们会有一种感觉——这个世界没有人真正爱自己。

对这部分女性来说，无论她怎么乖巧、怎么付出，她的父母依然可能忽略她、冷落她，只因为她本身是个女孩儿。这样的女孩子，成年之后也会很容易陷入这种情感虐待之中。而一旦对方忽视她的感觉，她就越想被对方看到，期待得到更多的爱和关注。

所以，这样的被自己深爱的人轻视、冷漠对待却又无法逃离的体验，对于一部分早年被自己的养育者忽视的女性来讲，是她们成年后亲密关系中的必经之路，只不过有人早有人晚罢了，走过以后大概就能醒悟。

作为一名性心理咨询师，我还是希望能够帮助这部分女性快一点走出来，抑或少一点痛苦。

首先，你需要明白：别骗自己，你是对他有爱的，但爱的方式不对。

虽然大家都否认爱上炮友这样的事情，但几乎只有爱这种复杂的情感冲突，才会引发这样一系列的情感反应，比如不断地想要找到对方，总是为他付出或者牺牲，总是试图理解和接纳对方的缺点。

你不想承认这个事实，因为得不到对方的允许，或者爱他会让自己显得很弱，因为大家说好的只是出来玩，而自己却违反游戏规则。

通常这样的女孩子在生活中一贯都很要强。

承认和接纳自己对他的感情会更好地帮助我们理解爱。"爱之不以道，适所以害之也。"我们的爱，要给得恰到好处。有些人并不懂爱的方式，一直在用自己理解的爱去爱对方，其实这不是爱他，更多的是在满足自己的需要。

比如你爱陪伴，你就给了对方很多陪伴；你爱美食，就带对方去吃好吃的。但真正会爱的人懂得要用他爱的方式去爱他，而这些可能就是你在这段关系中能学到的。

有时候，我们还必须直面一个事实：无论你多么优秀、漂亮、性感，对方都有可能不爱你，也不需要你的任何爱。

在感情中，你是一个善良的好人，你奉献了你的肉体，还忍不住贡献灵魂。你的目的很明确，希望获得爱情。可惜男人内心只要肉体，但他几乎无法说出这么无耻的话来，也无法拒绝你的爱，也许在他们的内心世界，也想做个负责任的好男人。这如同年初从健身房买健身卡一样，刚买卡时，他们希望自己是有八块腹肌的优秀男人，而事实是，当激情消退后的三个月，人性中的懒惰、自私的那一面就完全暴露了，健身的热情也就随之消散。

在一开始的时候对方就应该给你个痛快，甚至拒绝和你上床，但是他没有。不爱就应该拒绝，这是他们应该在这段纠缠的关系里学到的。

这样的一段走心后"互虐"的炮友关系，大家都不会特别舒服，女性处在性别的弱势方，往往会更伤心、更难受，甚至抑郁而无法自拔。其实女性无法自拔的根本原因是担心自己被抛弃，没有人爱自己。

无一例外，陷入这样走心的炮友关系中的女性，对自己的身材和技术都毫无自信，也没有价值感，她们甚至都没有参考系，因为关于性的一切都可能是这一个男人带来的。

我恰巧知道一个相反的案例。有一个男人爱上了女炮友，无法自拔。在这段关系中，女方是一个在床上极度自信的人，睡完男人后穿上裙子就走了，留下男人默默疗伤。

事实上，我从未见过哪个性自信的女人会爱上自己的炮友，因为在这些人的内心世界里有一个根本的信念，就是老娘值得被爱，老娘颜值高、技术好、身材棒，你不爱我总有人爱我、珍惜我、疼爱我。而不是跪下来，奢求一点点爱。

女性需要明白，这个世界上绝对有比你长得丑、比你胖、比你更不懂性技巧的女人，她们有人疼、有人爱，而你没有，这其中最关键的是，她们会发自内心地欣赏自己、接纳自己、爱自己，而你做得还不够。

著名心理学家罗杰斯说过：有一种悖论，那就是当你开始接纳的时候，改变就在同时发生（The curious paradox is that when I accept myself just as I am, then I can change）。

所以，接纳自己，学会爱自己，是从这样的关系中得以解脱的唯一路径。当你学会接纳自己，爱自己，你就有勇气面对不爱自己的人，跟他说再见了，你也会更懂得和尊重自己的感受，不再忍受冷漠和忽视。

唯有清醒地认识爱，才能从复杂的性关系中抽身而出。

1. 倾听内心的呼声，为自己的行为和选择负责。

2. 珍惜你自己的性资源，追求你想要的东西。

3. 接纳自己的情欲，理解自己的性需要。

4. 你要的可能不是性而是亲密关系，努力发展自己建立和维持亲密关系的能力。

5. 并没有某种一定正确的行为选择，你需要做的就是增慧、赋能，然后随机应变。

6. 推荐阅读《如何让你爱的人爱上你》，作者是美国的莉尔·朗兹。这本书还会告诉你，在两性的角斗场，男人、女人都是猎手，而高端的猎手常常以猎物的形式存在。

第二部分

爱的秘密

相信爱
勇敢爱
学会爱

爱本质上应是一种意志行为，用自己的生命完全承诺另一生命的决心。

——[德]艾里希·弗洛姆《爱的艺术》

第五章
什么是爱？先爱他人还是爱自己？

过去几年，我在全国 100 多所高校做过性教育的讲座，其中最受欢迎的就是关于恋爱的课程。我个人对于大学生恋爱是持支持和鼓励的态度，因为好的恋爱能够帮助他们更好地认识自己、了解自己。当然也有"坏"的恋爱，不过我们依然可以想办法降低"恋爱"风险并从中汲取教训。

爱是一种信仰，也是一种能力，当我们拥有这种能力，明确了自己为什么要去恋爱之后，就可以去爱了。当然这些能力也可以在恋爱中边学边"练"。

这就是我眼中的"练爱"。

本章我尽可能地带大家理解什么是爱，我想只有我们理解了什么是爱，才能有的放矢地去"练"爱。

116

一、爱是性的衍生品

在我的观念里，喜欢、爱、爱情、恋爱、性爱和婚姻完全是不一样的概念。而这些概念里最难说清楚的就是爱。

爱是性的衍生品，是一种艺术。所以我一直认为要理解爱，一定要对性有所了解，这也是我们前面都在谈性的原因。不谈性只谈纯纯的爱，在我看来总是不彻底、不深刻的。

为了帮助大家更好地理解性与爱，我借由一个古老的故事来告诉大家——性和爱其实本身就是紧密相连的。

1. 古希腊神话中性与爱的诞生

在古希腊的神话里，传说上古时代的人类并非现在这个样子，而是有两个头，可以耳听八方、眼观六路；有四条腿、四条胳膊，像一个球形，行动协调一致，快速敏捷。有的人勇敢、强壮、炽热、刚强，是太阳所生，这样的人，被称为男人；有的人温柔、善良、包容，是大地所生，这样的人，被称为女人；还有一些聪明伶俐、表面凹凸不平的人，是月亮所生，被称为阴阳人。这三种人和平共处，幸福地生活在莽荒之地。

这些人类的能力非常强大，他们目标明确，要做一件事时两个头一起想，四只手一起做；遇到危险时四只脚一起跑。这些人心态平和，仿佛参透一切爱恨情仇，幸福地生活在地球上，能克服自然界任何的困难，没有情欲的烦恼和忧愁。他们需要繁殖的时候，就把身体紧贴地面，从圆形的生殖器中播下一颗种子，将种子种到地下，过了一段时间，地里就长出了成熟的人类。

这些人类不断繁殖，同时扩大自己的生活范围。渐渐地，有些人就爬上了奥林匹斯山，住在天神宙斯的眼皮底下。天神宙斯看着这些强大的人类，感到十分恐惧，心想必须削弱他们的能力，给他们一些教训。

带着嫉妒和恐惧的宙斯找来阿波罗，并告诉他："你把这些人类全部劈成两半，变成一个头、两只眼睛、两只手、两只腿，这样人类可以独立生存，能力只有之前的一半！

阿波罗发出神力，一瞬间就把人类劈成了两半。他还把人类截开的皮从两边拉到中间，拉到现在的肚皮处，在肚皮中央把缝口系起，造成现在的肚脐。宙斯看到这样的杰作十分满意，同时授意阿波罗："把人类的头转过来，让他们看着自己被劈开的位置，谨记此生都不要挑战神！"

阿波罗用两道闪电完成了人类社会的转变，并把他们散落在人间各处。原本平静、祥和的人类社会变得永无宁日。有些人非常愤怒，想要杀掉宙斯；有些人感到非常恐惧，害怕神给自己更多惩罚；有的人非常伤心，感觉自己失去了另一半；有些人感到哀怨，不明白为什么会这样。无论男人、女人还是阴阳人，都非常思念自己的另一半。于是他们带着被劈开的愤怒、恐惧、伤心和无奈，开始寻找自己生命中的另一半。

但是他们从来没有见过另一半，不知道另一半是什么样子，他们只能看到自己被劈开的那一部分。可是谁又知道谁是谁的另一半呢？

　　他们你看看我，我看看你。太阳所生的男人性情刚烈、直接，看到跟自己一样的人就认为"你是我的另一半"，但是两个人太过炽热，很快就燃尽了全部的激情，最后仅有极少的男人找到了自己的另一半，大多数太阳所生的人都郁郁而终。

　　同样的，大地所生的女人看到跟自己一样温文尔雅的人就认为是自己的另一半，然而两个人又太过隐忍，彼此压抑大量的恐惧、愤怒，生活也十分阴郁，最后大多数大地所生的人也无疾而终。

　　而那些月亮所生的喜怒无常的人更是在情绪的惊涛海浪之中寻找自己人生的另一半，他们时而激情四射，时而毫无进展。他们在茫茫人海之中觉得谁都不合适，又觉得谁都行。他们寻找过男人，也寻找过女人，也遇见过凹凸不平的阴阳人。他们迷茫，也不知所措。

　　就这样，千百年以后，宙斯发现人类的数量锐减。从前人类社会的繁殖是把一个圆形生殖器埋进大地，进行播种，然后长出小人。由于被一分为二，本来长寿的人类生命减半，生殖能力也被削弱了。而比这更可怕的是，很多人带着执念去寻找自己的另一半，不眠不休，不劳作。

　　寻找另一半的事情会直接影响人类的生存，还影响他们的情绪、工作。有些人终其一生都在寻找自己的另一半，找到之后，就紧紧地拥抱在一起，在欣喜和快乐中结束这一生。

而那些没有找到另一半的人，惶惶不可终日，为寻找自己的另一半而耗尽了毕生心血，最后郁郁寡欢，孤独终老。

真正找到自己另一半的人只有千万分之一。

从传说中可以看出性最早的意思就是指人类一分为二的性别。而寻找另一半的过程被称为爱情，寻找另一半的执念被称为爱。

爱和爱情都是因为性的诞生而诞生。

在人类被一分为二的过程中还诞生了情欲，即情感和欲望。前者需要觉察，后者需要被满足。情感需要是人类的基本需要，但很多时候我们会忽略它的存在。这里说的欲望主要就是性欲，一种跟另一个人融合的愿力，它是需要被满足的。有些人一生都在跟自己的情欲做斗争，无法获得心灵上的宁静和自由。

宙斯把人类一分为二，从此有了性，那么爱是怎么诞生的呢？

一分为二的人类开始去寻找另一半，没有心情劳作，也没有供奉神。傲慢的宙斯急了，眼看着人类的数量一天天减少，没有人参拜、祭祀，作为一个神就失去了意义。于是他找来众神商议应对之策。

经过讨论，他们一致认为：为了让人类继续相信神、供奉神、必须告诉人类，只有信仰神，继续供奉神，不断地祭祀神，才能找到自己人生的另一半。

可是那个时候人们都不再相信宙斯了。于是宙斯命令爱神阿佛洛狄忒解决人与神之间的信任问题。

拥有众多情人又狡诈的爱神决定，人类必须尊重她、信仰她，并且在她的指引下结合，才能找到自己人生的另一半。

首先她告诉人类：只有相信爱神，才能找到灵魂伴侣。

接着为了维持人类的数量，她把太阳所生的男人的生殖器移到了前面，并在遇到爱神的时候表现出太阳的炽热；把大地所生的女人的生殖器藏在两腿之间，并在遇到爱神的时候表现出大地山河的流淌。而那些月亮所生的原本就凹凸不平的人，她就按照身体的样子，把凹的变成了女人，把凸的变成了男人。这样世界上就只有男人和女人了。

于是男人女人在爱神的指导下，一起跳舞、祭奠，他们惊讶地发现彼此的生殖器可以融合，还可以孕育生命。于是他们欣喜若狂，以为找到了自己人生的另一半！

而事实上，爱神只是让他们可以繁殖，以维持人类的数量。

这一切对于人类来说太神奇了。孩子是人类爱的结晶，于是人类开始有了希望，他们不再沉溺于阿波罗劈开他们的伤痛之中。对爱神的信仰，让人类获得了力量。在交合之后，人类平息了寻找另一半的执念。

所以，爱变成了人类社会中最普世的一种信仰。传说这种信仰让你变得有力量、勇敢，能创造一切。

这样的一个故事被记录在柏拉图的《会饮篇》，不断在人间流传，衍生出各种各样的版本，但无论哪个版本，我们依然能够看到性与爱的诞生。

2. 爱情是一种能力

性与爱是自古以来的哲学问题。从人类社会发展来看，**性是爱的起源，源发的性可以独立存在；而爱是性的衍生品，维持爱情关系需要性作为动力，也需要性作为润滑剂。**当然，仅仅拥有动力和润滑剂还不够，爱更是一种能力。

人类社会中原本没有爱的理念，只有找寻另一半的执念，直到爱神的出现，给了人类希望和方向。所以，爱作为一种信仰，在人类社会中有着举足轻重的地位，这也是我们一直歌颂和赞美爱的原因。

然而爱对于个人来说，除了是信仰，更是一种能力，是追求和维持爱情的能力。因为我们知道自己遇到的那个人是我们灵魂伴侣的可能性几乎为零，但是我们希望自己看起来完整，平息欲念，并顺利走过这带着痛苦而来的漫长人生，而这一切都需要爱的信仰和能力。

在咨询中，我常常问来访者或者伴侣"你怎么理解爱？"能得到各种不同的答案。每个人对爱的理解不一样，爱的能力也不一样。每个人都可以有不同的理解，关键是希望有人可以跟你有一样的理解，如果你还追求爱情的话。每个人爱的能力有强有弱，爱的能力可以通过学习和训练得到提升。

在过去的工作中，我总是跟人谈性和爱，但我知道这一切的本质是性。

性，既带来恐惧和哀思，让人产生情欲的一分为二，又给人类带来生命。性爱是在爱神注视下的一种古老的仪式。

性会带来生命，同时也会让人感到孤独。这种孤独使你永远都无法回到过去，无法回到那个全能的自己。所以，**不要随便跟人上床，也不要随便跟人讨论死亡，这两者都会让人感到孤独。**

让人类不再感到孤独的就是爱。爱让人类开始繁衍和生息。然而一切关于爱和爱情的谜题，都能在性里找到谜底。

所谓爱情，就是人类的情感和性爱的结合。我们羞于谈性，就说是爱情。然而在我看来，爱情就是一种亲密关系，就是我们驾驭自身情感和欲望，和另一个人和谐地过好性生活的能力。这种能力和我们的原生家庭有关，但作为成年人的我们不能停留在童年的桎梏里，要不断地发展自己的人格，锻炼和掌握经营爱情的能力。

二、没有谁是谁的唯一

人类从被劈开后就有了一个执念——寻找唯一契合的灵魂伴侣，那个感觉你不用说他就懂，你一个眼神他就明白，你们在一起后会拥有神力，会幸福地生活的人。我们都期待这样一个人出现。

可是被劈开的人类，被散落开来的人，要经历怎样的过程才能找到自己的灵魂伴侣呢？

宙斯命令阿波罗把人类劈开，又向人间散播谣言：遵循爱神的指引就能找到人生的另一半。爱神为了维持人类的生存和繁衍，调整了人类性器官的位置。人类就变成了最原始的男人和女人，他们生活在莽荒的大自然中。爱神在天上看着这群人在经历时间和自然的洗礼后的变化。

事情是如何发展到今天这样的呢？

首先，当人类有了爱的信仰，就有了生的希望。他们明白找寻另一半并不是一朝一夕的事情，要先确保自己活下来。于是他们开始采摘果实、捕捉猎物，确保自己活下来。但是因为被一分为二，他们的力量大大被削弱了，原本可以一个人完成的劳动，变得非常困难。于是他们采取了群居的方式生活，相互帮助，一起采摘果实，围捕猎物。

但是找寻另一半的执念一直强烈地控制着他们，只要找到机会，他们就会找一个人去性交。因为性交是他们祭奠爱神并且检查这个人是否是自己的另一半的唯一方式。

如果把我们的神话故事和生物进化学连起来看，我们就可以更好地理解，为什么性是检验爱的一种方式。

远古时代，人类的性交是混乱的，有时候是两个人，有时候是一群人。那个时候的人类没有穿衣服的意识，他们全身覆盖着浅浅的毛发，裸露着生殖器。他们相互抚摸、试探、尝试融合，找到那个合二为一的状态。

他们惊奇地发现，原来跟神一样的人，现在跟动物的区别不是很大。他们心里又想起了宙斯的恶和爱神的好，是爱神给了他们希望。

随着时间的推移，人类的身体发生了一些变化。

他们原本佝偻的脊背渐渐挺直；原本只在特定的季节可以性交，变成了每天都可以性交；他们身上的毛发在逐渐减少，很容易看到彼此的性器官并尝试去融合。

因为寻找自己的另一半是他们一生的夙愿。

然而爱神也不知道谁是谁的另一半，性爱也只是一个仪式，只是爱神让人们祭奠她的一种方式。

有什么标志能够确认这个人就是自己的另一半呢？人没有办法，爱神也没有办法。但是人们发现了一个秘密，就是性爱的过程是愉快的，这鼓励了他们常常去做这件事。人类隐隐约约地知道：原来我们有三种，最有可能是自己的另一半的人应该跟自己相似。于是他们优先找和自己同性别的人——男人和男人、女人和女人，也有男人和女人。那时候没有性道德，没有人觉得不妥。

就这样，很多人都以为自己找到了另一半。而当男人和女人在一起的时候，更神奇的事情发生了——他们可以诞生一个生命。于是两人和他们带到这个世界的新生命开始形成小家庭，不断生息和繁衍，即使小家庭中依然有各种争吵和矛盾。而那些男人和男人在一起、女人和女人在一起的人类也感到很快乐，虽然爱神并没有让他们可以拥有自己的孩子，但是他们仍然坚信眼前这个人就是自己的另一半。他们的情欲也得到了平息，他们也可以很好地生活和工作。

群居的人类开始共同抚养孩子，他们惊奇地发现这些孩子也是有男有女。就这样，人类的生存、繁衍都得以维系。然而他们还面临着大自然的挑战，原本几近拥有神力的人发现，无论自己的另一半和自己多么默契，或者哪怕是一群人，他们也很难对抗自然的力量。风雨雷电、豺狼虎豹、食物短缺、全球变暖以及疾病都是他们需要面对的问题。

有人死去时痛苦、有人出生时欣喜；找到另一半的时候喜悦，找不到的时候迷茫。

人类的智者开始感恩爱神的恩赐，同时依然对玩弄他们命运的宙斯感到不满，但是他们依然积极地寻找属于人类自己的生存之道。

刚开始，人类还是非常地着急，因为找到另一半就是找到神力，所以他们只要填饱肚子就开始性交。性交不仅能让他们忘却自然世界的恐怖，也是找到另一半的仪式。他们反反复复，多次试探、磨合。

但人们慢慢地发现，着急的性交没有什么好处。很多人在性交的时候过于投入，被豺狼虎豹叼走了，或者因没注意周围的危险而受伤，人类损失惨重。还有些人在围捕猎物或者采摘果实的时候也不忘调情、挑逗、爱抚和性交，他们总是执着地想要知道眼前的这个人是不是自己的另一半。

他们的性交跟现在的动物一样，随时随地可能发生，没有限制。

有那么几年，自然条件非常恶劣，全球气候变暖，又是洪水，又是地震，可以吃的果实数量大量减少，也不知道从哪里来了一群野兽，把兔子等容易抓的小动物都吃光了，还常常把那些正在性交的人吃掉。人类性交时大多数时候是趴着的，或者环抱着，当他们意识到危险来临的时候，已经来不及逃跑了。这样过了几年，人类的数量大幅减少。

于是人类的智者开始思考，并召集各个部落的人前来开会，商议如何应对全球食物短缺、气候变暖、人口锐减等问题。

这是人类的首次大会，男人和男人成为一个阵营，女人和女人成为另外一个阵营。他们得出的结论是：性交必须要有限制地进行，否则人口不能得到增长，反而会下降。

男人首先将问题抛给女性，说："随着全球气温的上升，女性原本覆盖有毛发的乳房变得裸露，感觉那就是我身体的缺失，我很想掌握，也很想拥有。再看看你们若隐若现的阴道吧，感觉就和我们的阴茎非常契合，所以当我们男人看到女人的时候，总有一种血脉偾张的感觉，想要和女人性交。"

女人说："你看你们男人，总是顶着一个东西在外面甩来甩去，感觉就是多余的，而我们身体的阴道似乎又可以容纳一个东西，所以，我们也不知道谁是我们的另一半，只好去试试。"

随着讨论的深入，人类渐渐明白一个道理：男女之间有着天然的性吸引，但是这一点必须要被限制。那么在全球范围内如何限制呢？智人提出了一个解决方案：男人必须用树叶或者动物的皮毛遮挡住自己的阴茎，女人必须用树叶或者皮毛遮住自己的乳房和阴道，只有在性交的时候才可以取下来。

这样一来，人类相互之间的性吸引就会减弱，大家能够全身心投入到工作中去，不会因为性交影响生活。为了使这个政策更好地被执行，智人还给大家讲了亚当和夏娃的故事，告诉男人和女人性交不是什么好事，仿佛是一个有毒的苹果。

于是人类社会在亚当和夏娃的传说的影响下和在穿衣服政策的约束下，开始了一代又一代的繁衍和生息。

原始的神力还是很强大，即使有政策的要求、故事的影响，人类还是忍不住想要性交。但是在此之前，人们总要先看看对方的性器官怎么样。于是他们习惯在性交前相互追逐、查看性器官。而另外一些人又在衣服上做起了文章，开始悬挂一些装饰品。

于是人类的衣服越来越复杂。由于全球气候变暖，人类的毛发越来越少，衣服便变得多了起来。

穿上衣服的人类学会了使用工具，彻底使自己和动物区别开来，开始了各种发明和创造。神对人的影响越来越小，人更加适应与大自然的相处。性交这种原本祭奠神的仪式，逐渐变成了人类繁衍生息的方式。人类的情感也变得更加鲜明和复杂，人类还学会了隐藏和转化情感。人类的欲望也逐渐从找寻自己的另一半转变成各种各样的欲望。

爱情在人类追逐、嬉戏和彼此试探这个人是否是自己另一半的过程中诞生了。男人、女人发展出各种判断的标准，比如身高、颜值、个性。由于衣服和性是罪恶的观念的限制，人们在开始性交前的相互了解的过程就变得很重要，而有的时候，性交也变成相互了解的一个过程；爱情变成人们获取能量的一种方式。

历经时间的沧桑，人们终究明白：在这个世界上，也许我们根本找不到所谓的灵魂伴侣，更多的可能是跟自己一样的不完整、不完美的人。

两个凡人的相处、融合，充满了勇气和智慧。这对每个人来说都有着自己的意义——有的人平息情欲，有的人寻求陪伴和支持，有的人仅仅是随波逐流，但这也是他们对待命运的一种方式。

科学家米勒在《爱情心理学》这本书中写到：不存在唯一的伴侣这回事，适合与你白头到老的异性至少有 3 到 90000 个。

爱情和性，有的时候就是我们淘汰和筛选伴侣的一种手段。

三、别急着爱他人，先处理好跟自己的关系

如果一个人能富有成效地去爱别人，他也会爱他自己；如果

一个人只爱别人，他就根本没有爱的能力。

——埃利希·弗洛姆《爱的艺术》

也许你已经有了恋爱的想法，那么如何在茫茫人海中找到一个对的人呢？

所谓找到一个对的他，是你和他在一起的时候感受到自己的情绪是和谐统一的。不过与其说是找到了一个对的人，还不如说是你遇见了另一个你更喜欢的自己。

这个时候，你的状态是非常好的，身心愉悦。你感觉到被理解、被看见、被抱持，像待在母亲怀里一样安心和愉悦。你还被无条件地接纳和包容，可以毫无顾忌地展露自己的弱点和缺点，他依然支持你、肯定你。这样的一种情况就叫作找到了对的他。

你会发现你跟恋人的关系很有可能就是自己跟自己的关系，恋人只是提供一面镜子，照出你自己的喜怒哀乐；能够处理好自己的内在世界，就能把外部的许多关系处理好。

正所谓"圣人之道，吾性自足，不假外求"。

更简单地说，是"花自盛开，蝴蝶自来"，也就是在恋爱之前做好自己。其实很多人都是没有办法很好地爱自己，而如果一个人没有办法很好地爱自己，其实也根本没有办法去爱别人，因为人根本没有办法给足自己不曾拥有的东西。

爱是一个人的事，爱情是两个人的事。

爱的前提就是要先爱自己。然而爱情呢？爱情就是要爱别人，也要别人爱自己。如果你自己的状态不太好，无法做到情绪和感受和谐统一，那你给别人的感受也不会太好。遇到那些可能会成为你生命中很重要的人，你可能也把握不好，说着言不由衷的话，无法表达自己内心真实的情感。

所以，我觉得在这之前，最重要的事情就是处理好自己与自己的关系。那么怎样才能处理好自己与自己的关系呢？

1. 理解和接纳自己的想法

2017年，我和朋友去了美国斯坦福大学。斯坦福专门有一栋漂亮、安静的房子给大家做冥想。冥想就让我们去关照自己的内心世界，去理解自己的情绪和感受，帮助大家了解自己、接纳自己。

处理好自己与自己的关系的第一点是照看好自己的身体，因为身体是我们行走在这个世界的基础，是我们呈现在这个世界的一个状态，而且可以说是最直观的表现，所以第一点是照看好自己的身体，关注好自己在各个方面的感受。

比如你会感受到自己有些时候很紧张，你会发现身体有一些反应——身体会绷得很紧，然后这个时候你就会意识到自己可能处于一种很紧张的状态。当你觉察到的时候，你可以设法让自己放松下来。当你放松下来的时候，你会发现你身边的人也处于一个放松的状态。

这就是两个人的相互影响，情绪是会彼此传递的。

另外一点就是接纳自己的想法。在性咨询中会遇到这样一群人，他们不允许自己对漂亮的异性有欲望、有想法，觉得想和他们发展关系、想和他们做爱、想和他们约炮，都是不道德的、龌龊的。

作为正常的人类，这些想法都是正常的，都是可以被自己接纳的。我告诉他们："你怎么想都没有错，你要怎么做，我们可以一起探讨。"任何人都可能在愤怒的时候有过做出极端行为的念头，然而我们不会因为这个人有这样的想法就去否定他。

一个人的想法是值得尊重的，因为想法和做法之间还有一条鸿沟。

如果我们更好地去理解自己当下的环境、当下的情景，接纳自己的一些想法，我们会更好地理解自己。只有在我们更好地理解自己的情况下，我们才能更好地理解他人。

2. 和你的情绪做朋友

作为一个人，自然会有各种各样的情绪：愤怒、伤心、绝望、喜悦、失望……有些情绪看起来是很积极的、正面的，比如说喜悦。这样的情绪不会给我们带来什么烦恼。但更多的时候，我们没办法处理好自己的悲伤、紧张、难受、嫉妒，还有害怕、恐惧等这样负面的情绪。

其实，处理这些负面的情绪的时候，需要你和它们待在一起。

这需要你的耐心，并考验你的智慧。通常我们面对痛苦的情绪时会选择逃避，但这并不是行之有效的解决方案，我们需要学会面对并忍受。慢慢地，你会发现这些负面的情绪并不可怕，它出现的背后隐藏着我们的需要。这便是觉察的开始。

如果你能真实地和自己的情绪产生链接，那么你将能更好地应对跟伴侣在一起时出现的各种情绪。

两个人在一起的时候，最重要的就是度过那些伤心和难过的时间，在快乐的时间里，其实大家都会觉得日子过得很快。所以你要学会跟这些情绪待在一起，跟它们做朋友，跟它们沟通，尝试问问他们想要传递给你什么样的信息。

3. 滋养你的精神

滋养你的精神，就是给你自己的行为或者自己的精神世界赋予意义。你这么做，或者采取这样的行为，一定有自己的原因。你的行为背后一定有某种价值和理念的支撑。人生有三个终极问题：我是谁，我从哪里来，我到哪里去？

奥地利的心理学家维克多·弗兰克尔说："人们活着是为了寻找生命的意义，这也是人们一生中被赋予的最艰巨的使命。"所以，不要忘了去追求和寻找生命的意义，我们生命中有比爱情更重要、更美好的东西值得我们期待。

当你能够清晰地知道自己想要成为什么样的人，你就知道要去哪里，你的人生就会少一点迷茫、多一些行动。你可以给自己一个价值的宣言，告诉自己你的人生方向和人生目标到底是怎样的，这样你的行为和情绪就会达到和谐统一。这样的你，也会更好地吸引别人。

有个故事我常常用来提醒自己人生需要有自己的方向和目标。

话说那一年苏格拉底都快 50 岁了，头发花白，脸上还长了老年斑，可即使是这样，他还是赢得了很多女孩的爱慕。也就在这一年，他和镇上最漂亮的姑娘在一起了。有人问他："你是怎么赢得女孩子的芳心的？"他想了想说："你看到天上的月亮了吗？如果你跟随它的脚步，你永远也追不上它；但是如果你知道回家的路，那它会静悄悄地跟着你，还照亮你回家的路。"

很多时候，只要你知道去向何方，就有人跟随你的脚步，甚至会有人照亮你的前程。

找寻人生的目标，做自己爱做的事，追求自己的理想和心流①的状态，放手去做就好。

爱就是不断地完善和成长，在这个过程中要不断地丰富自己的精神世界。

4. 爱自己，才能更好地爱别人

每个人在这个世界上生活都是不容易的，人生是一个孤独、痛并快乐的旅程。在这个孤单、痛苦的旅程里，会有短暂的快乐，

---

① 心理学词汇，指一个人全身心投入某种活动，感到高度的兴奋和充实的状态。

如果你自己都不能理解、接纳和包容你自己，那么试问谁能够理解你、接纳你和包容你呢？因为只有你自己知道自己是经历了怎样的人生才走到今天这一步的。

有段时间，我的状态非常糟糕，常常陷入自责、难过的情绪之中。那个时候我的拖延症已经非常严重了，通常我都是需要到最后一刻才能完成工作或者给出答案。

这已经彻底影响我的学习和工作了，所以我打算去找心理老师谈一谈，看看我这个拖延症有没有什么方法可以做治疗。

心理老师告诉我，这种拖延症是我自己的一种状态——矛盾冲突下的无所适从，伴随着恐惧和不安，内心的能量跟不上目前的工作压力，我并非在所有的事情上都拖延，只是在我觉得难度很大、很重要或者心存恐惧的事情上拖延。

他说："你真的需要让自己休息一下，让自己回血又回蓝①。你拖延的这种状态是需要让自己放松下来，需要让自己处于一种轻松的状态。你要调整的不是说你不拖延，而是给自己的生活做一个合理的规划和安排。你要允许自己去玩，允许自己去快乐。在结束了玩、结束了快乐以后，再开始自己高效的工作。"

很多朋友问："在你咨询完了之后，你的拖延症好了吗？"我可以明确地告诉大家：没有，但是我的情绪变好了，我不会因

---

① 游戏词汇，"回血"指恢复生命值，"回蓝"指恢复法力。

为拖延而责怪自己，不会觉得自己很糟糕，而是会告诉自己"你可能需要休息，需要去调整自己的工作状态，去让自己变得更好"，而不是责怪自己、惩罚自己，让自己陷入苦恼中。因为责怪自己，因为恐惧、苦恼、抱怨，对工作和生活没有一点帮助。

接纳自己拖延的状态，反而能够让自己意识到拖延，从而做一些改善。所以很多情况下，我们希望我们的朋友**不要轻易地否定自己，要允许自己有错误，要允许自己有一些邪念，或是有一些想法，然后看到自己，和自己做一些连接，和自己做一些对话。**也许慢慢地你就能很好地理解自己的想法。

接纳自己，就是爱自己。当你能处理好自己与自己的关系时，你就能更好地处理自己与恋人的关系。心理学家伯特·海灵格有一首诗《我允许》，我在此将其分享给各位读者。

我允许任何事情的发生。

我允许，事情是如此的开始，如此的发展，如此的结局。

因为我知道，所有的事情，都是因缘和合而来，一切的发生，都是必然。

若我觉得应该是另外一种可能，伤害的，只是自己。

我唯一能做的，就是允许。

我允许别人如他所是。

我允许，他会有这样的所思所想，如此地评判我，如此地对待我。

因为我知道，他本来就是这个样子。

在他那里，他是对的。

若我觉得他应该是另外一种样子，伤害的，只是自己。

我唯一能做的，就是允许。

我允许我有了这样的念头。

我允许，每一个念头的出现，任它存在，任它消失。

因为我知道，念头本身本无意义，与我无关，它该来会来，该走会走。

若我觉得不应该出现这样的念头，伤害的，只是自己。

我唯一能做的，就是允许。

我允许我升起了这样的情绪。我允许，每一种情绪的发生，任其发展，任其穿过。

因为我知道，情绪只是身体上的觉受[①]，本无好坏，越是抗拒，越是强烈。

若我觉得不应该出现这样的情绪，伤害的，只是自己。

我唯一能做的，就是允许。

我允许我就是这个样子。

我允许，我就是这样的表现，我表现如何，就任我表现如何。

因为我知道，外在是什么样子，只是自我的积淀而已，真正的我，智慧具足。

[①] 一种佛教的理念。

若我觉得应该是另外一个样子，伤害的，只是自己。

我唯一能做的，就是允许。

我知道，我是为了生命在当下的体验而来。

在每一个当下时刻，我唯一要做的，就是

全然地允许，

全然地经历，

全然地享受。

看，只是看。

允许一切如其所是。

5. 与他人建立连接

没有人是一座孤岛，人是群居动物，当你跟他人建立一些联系时，你会感到幸福。

我记得有一次，我因为工作上的事情特别不开心，就早点下班了，骑着共享单车准备回到自己住的地方。

回家的路上有一个上坡，我骑行得有些辛苦，这时候迎面而来了一个欧洲男青年。

我依稀记得我当时应该是表情严肃、面目狰狞地蹬着车，但是那个有着金黄色头发、棱角分明的老外脸上却洋溢着热情的笑容，他也骑着单车，不过是在下坡，然后他开心地把手张开了，伸出一只手想要过来跟我说"give me five"。

是的，你没看错，他在不远不近的地方要和我击掌打招呼。

我当时几乎没有时间反应，因为一张笑脸、一只手都已经伸过来了。于是我不情愿地伸出手来，照顾这位异国友人的情绪。但是我跟他击完掌之后，我的情绪就立马发生了转变，那些不开心的事情就立马被抛到了脑后。

那个过程给我的感受就是，也许只是简单的一个微笑，也许就是跟别人有一些肢体互动或者沟通，就会让自己的情绪逐渐好转。所以我觉得跟他人建立连接、帮助他人，都可以让自己变得更加开心。

人生是一段孤独的旅程，跟他人建立深度连接的过程就是允许他人进入自己的生命，让他人陪伴自己走一段人生旅途。在这段旅途的过程中，我们会因为相遇而欣喜，会因为不同而产生分歧和矛盾，会因为共同的愿景或者目标而感到温暖和力量，但最后都会面对各种各样大大小小的分离和告别。

人与人之间不过是感谢遇见，不负时光，好好告别。

四、明确自己恋爱的内在需要

我们为什么要进入一段亲密关系？如果你不清楚自己为什么恋爱，而是盲目地跟随一个人走入一段关系，那么在这样一段关系中，你得不到你想要的，最后换来的都是失望和难过。先明确自己的需要和动机，再去做自己的选择，能更好地帮助我们认识自己。

不同的人，谈恋爱的动机不尽相同，需要的是彼此的认同和接纳。

1. 先搞清楚自己的恋爱动机

如果你看中性，那你就会在意对方是否有一个好的身体，对方的欲望和能力是否满足你的需要，你们的性偏好是否一致，能否让你们获得性的快乐。

如果你看中精神上的陪伴，那你就会在意这个人的精神世界是否可以和自己融会贯通，两个人在一起是否开心，是否可以无障碍沟通。

如果你希望对方在事业上能很好地给予你帮助，那么你就会在意这个人能否像师长一样带领你，能否给你一个很好的观点，并且能够坚定地支持你。

每个人在一段关系中都有着自己的需要，任何需要都不是可耻的。

不过，人的动机会随着时间发生很大的变化。比如说当下的你可能需要的是金钱，但当你的金钱积累到一定程度的时候，你可能需要的是精神上的伴侣。相较于世俗的金钱，传统的中国人都更渴望和谐的伴侣关系和家庭。

高质量、稳定的亲密关系需要我们在肉体上和灵魂上高度的默契，反而对外在的权利、事业这些并不是那么的需要，因为这些会随着社会的发展和自身的成熟而发生变化，但只要两个人在精神上和肉体上保持高度的和谐统一，他们的未来就能走得更加长远。

2. 了解自己，找到自己的核心需要

人这一辈子，找人恋爱的背后都隐藏着一个核心的动机——你到底需要什么？

如果你足够了解自己，就会找到自己的核心需要。要找到自己最需要的，需要我们自己尽可能多地与自己交流，诚实地面对我们的内心世界；最后，你会发现你需要什么样的人，他／她可以提供你想要的东西。

当然，我们可以用一个字把我们的需要概括一下，那就是"爱"。那么对你来说，什么叫作爱你呢？是陪着你、支持你，还是肯定你？抑或是指导你、引领你？有的人需要关注，有的人需要被看见，还有的人仅仅是希望有那么一个美好的存在而已。

在我看来，伴侣是我们人生中一面清澈的镜子，可以放大我们的喜怒哀乐。然而当你带着觉察去看对方的时候，你也会看到自己，为什么会这样？了解自己就是爱自己的一部分，当你了解了自己的需要后，再去寻找你的伴侣，你会发现你找的不仅仅是一个外在真实存在的人，还有内在的幸福和安宁。

所以，认识自己吧，只有不断地认识自己、了解自己的核心需要、尊重自己、接纳自己和爱自己，才能更好地找到我们的人生伴侣。

分享一首卓别林在他 70 岁时写的诗——《当我真正开始爱自己》：

当我真正开始爱自己，

我才认识到，所有的痛苦和情感的折磨，

都只是提醒我：活着，不要违背自己的本心。

今天我明白了，这叫作"真实"。

当我真正开始爱自己，

我才懂得，把自己的愿望强加于人，是多么的无礼，

就算我知道，时机并不成熟，那人也还没有做好准备，

就算那个人就是我自己。

今天我明白了，这叫作"尊重"。

当我真正开始爱自己，

我不再渴求不同的人生，

我知道任何发生在我身边的事情，

都是对我成长的邀请。

如今，我称之为"成熟"。

当我真正开始爱自己，

我才明白，我其实一直都在正确的时间，

正确的地方，发生的一切都恰如其分。

由此我得以平静。

今天我明白了，这叫作"自信"。

当我真正开始爱自己，

我不再牺牲自己的自由时间，

不再去勾画什么宏伟的明天。

今天我只做有趣和快乐的事，

做自己热爱，让心欢喜的事，

用我的方式，以我的韵律。

今天我明白了，这叫作"单纯"。

当我真正开始爱自己，

我开始远离一切不健康的东西。

不论是饮食和人物，还是事情和环境，

我远离一切让我远离本真的东西。

从前我把这叫作"追求健康的自私自利"，

但今天我明白了，这叫作"自爱"。

当我真正开始爱自己，

我不再总想着要永远正确，不犯错误。

我今天明白了，这叫作"谦逊"。

当我真正开始爱自己，

我不再继续沉溺于过去，

也不再为明天而忧虑，

现在我只活在一切正在发生的当下，

今天，我活在此时此地，如此日复一日。这就叫"完美"。

当我真正开始爱自己，

我明白，我的思虑让我变得贫乏和病态，

但当我唤起了心灵的力量，

理智就变成了一个重要的伙伴，

这种组合我称之为，"心的智慧"。

············

1. 如果你想要收获爱和爱情，那么请不要回避性，而是认识性、了解性。

2. 爱是一种信仰、一种能力，要相信爱，要不断地提升自己爱的能力。

3. 要学会真诚地爱自己，你才会爱别人。所谓的爱自己，就是按照自己的意愿真诚地活着。

4. 恋爱不是盲目跟风，而是一种内在需要。明确自己的需要，会帮助你找到更适合你的人。

5. 推荐阅读弗洛姆的《爱的艺术》。这是一本篇幅短小却对很多人重新认识和理解爱产生重大影响的书，值得你一读再读。

第六章
什么是爱情？如何获得爱情？

　　爱情不仅可以从神话故事的视角去理解，还可以通过科学技术的手段来研究。爱情在现代社会既是一种浪漫的情感，也是一种人际关系。人生大部分的痛苦都来源于人际关系，其中最令人痛苦、纠结的，恐怕就是爱情这种亲密关系。

　　爱一个人，可以不建立爱情关系，我爱你，与你无关。

　　爱可以是一个人的，但爱情这种关系是两个人的，一个人无法维持两个人的关系，需要两个人共同努力。

　　你还向往爱情吗？你还相信爱情吗？你对爱情有着什么样的认识和看法？

　　本章尝试用不同的视角去看待和理解爱情，了解爱情的规律和发展进程，期待能提升你爱的能力。

一、爱情是一个人的情感满足，两个人的情绪契合

1. 当爱情遭遇科学

历经千万年的进化和发展后，人类试图用科学的方式去理解爱情。

我刚读研究生的时候就尝试用科学视角去审视爱情。

那一年，我失恋了，我一头扎进了图书馆，希望在科学的海洋里找到告别单身的方法。

科学给爱情做了定义，比如，社会心理学认为："爱情"是一种情绪体验，根据两因素情绪理论显示，个体体验到高度的生理唤醒，并对生理唤醒进行认知加工，这种适当的情绪体验被理解为爱情。这种生理唤醒包括心跳加速、手心出汗等。

这个理论中有趣的一点是：爱情可以无关性别。如果你心动的人是和你相反性别的，你可能是异性恋；如果你心动的人恰好和你一个性别，那么你可能是同性恋。

在前文讲到的人类寻找另一半的故事中，我们也能发现，爱情是不分性别的。只要你们觉得合适，你们之间就会产生爱情。据说这个故事最早就是讲同性恋的，从宙斯的角度看，人类只有同性的爱才是真爱，男女之间的爱情不过是增加人口的手段。

2. 爱情是一种情绪的契合

当你遇到某个人的时候，你是否感到心跳加快、紧张、不安或者脸红？此时，你会对这种生理唤醒进行认知加工："这是不是爱情？"你可能很确信这就是爱情；你也可能怀疑自己是不是爱错了性别或者爱错了人。所以，运用两因素情绪理论的时候，要注意是两个因素，一是生理反应，二是认知和加工。

同样的生理反应可能有不同的认知和加工。这反映了人们对爱情的理解，如果你认为这是爱情，可能这就真的是爱情。而同样的生理反应可能反映不同的情绪。如你在路上开车，看看前面的路很堵，车子一点动的意思也没有，而你正好约了人谈很重要的事情，你感受到体温升高、心跳加速，此时你会觉得"我的情绪是烦躁的"。你好不容易赶到公司，把车停好，准备坐电梯上去，这个时候一个美女走过来跟你打招呼，你同样感觉到自己的身体变紧张、心跳加速、手心出汗，此时，你会认为这是爱情要来了。

面对同样的生理感受，我们感受到烦躁和爱慕或者其他不同的情绪反应，原因就在于我们依据周围环境所做出的评价和解释不同。生活中，由于同样的生理表现可能会存在着多种不同但合理的解释，人们会很难确定自己的生理表现是由哪一种因素造成的。爱情也会这样。

著名情绪心理学家阿瑟·阿伦曾经做过一个经典的"吊桥实验"，研究者找到一位漂亮的女性作为研究助手，由她到一些大学男生中做一个调查：首先，让这些被试者完成一项简单的问卷；然后，让他们根据一张图片编一个小故事，实际上，这是心理学家为了避免有人猜到这个实验的目的所设的烟幕弹；最后，每个参加实验的男性都得到了这位女助手的电话。

实验的特别之处在于，参加实验的大学生被分为三组，调查发生在三个不同的地点：一是一个安静的公园；二是一座坚固而低矮的石桥；最后的地点是一座危险的吊桥，吊桥全长 137 米，宽 1.5 米，仅靠两条粗麻绳悬挂于卡皮诺拉河河谷上空。助手要站在这座与地面相距约 70 米的悬吊桥中央，在惊心动魄的摇摆中，寻找那些没有女性陪同的青年男性来参加实验。

心理学家想知道的是，这些男性会编出什么样的故事，谁会在实验后给漂亮的女助手打电话？

实验结果显示，在走过卡皮诺拉吊桥的男性中，大概有一半的人后来给女助手打过电话，而在通过那座坚固而低矮的小桥的 16 位男性中，只有两位给女助手打过电话。与这组相比，吊桥上的男性依图片所编的故事也更多的含有情爱的色彩。

体温升高、心跳加速，同样也是吊桥上那些男性的生理反应，这种生理反应的出现到底是因为对吊桥的恐惧还是对漂亮女助手的意乱情迷，估计他们很难分清。对于吊桥上那些回电话的男性中的一部分人来说，是摇摆的吊桥致使他们心跳过快，而他们却认为这是擦燃了爱情的火花，自己的心开始为一个女人而跳。

在我看来，一个人对另一个人有情绪反应，还不能称之为爱情，爱情必须建立在两个人都有这种感觉的基础之上，否则就是单相思。所以，爱情是两个人在某个时空下发生了相同的情绪的契合和满足。

用女性常用的语言来说，这就是"感觉"，一种神性的指引。

在人类漫长又仓促的一生中，爱情这种神性的指引是闪现的；然后时间来了，稳健地一步一步推动着两个人往前走；再后来，猜忌、怀疑、背叛，人类的恐慌感再次出现，而那种初始的感觉却奠定了爱情的基础。

3. 爱情与发展心理学

现代有很多心理学家借用我们前文提及的人类诞生的故事去映射现代人的感情世界。其实，说人类是一个四只手、四只脚的球形并不能完全找到根据，我们可以从发展心理学的视角再去看看爱情到底是怎么回事。

我再来分享一个"天赐"小孩的故事。

天赐在妈妈肚子里开始生长发育，他闭着眼睛，在水里感觉很温暖，不愁吃，不愁穿。他靠着脐带和妈妈紧密地连接，吸收养分、成长。他听到妈妈的心跳，感受妈妈的情绪，自我感觉良好，没有烦恼，没有痛苦。他偶尔能听见爸爸说话，但他知道自己是跟妈妈一体的。

他在子宫里待了 10 个月，想外面的世界是怎么样的，于是他释放了一些激素，引发了宫缩反应。他没有意识到自己要经过一条生命通道的挤压，才能来到这个真实又虚幻、阳光又黑暗的世界。这是他人生的第一次苦难，也将他和妈妈分离开来。

天赐很努力，可是出生后，外面的光线好刺眼，外面的空气好冷，他不禁号啕大哭。他听不到妈妈的心跳，非常恐惧——这是什么鬼地方？

而这次神奇的分离让他成为一名真正的人类成员，让他有了人类的七情六欲，也让他开始了他神奇的一生。

首先，他开始感到饥饿，便开口要东西吃。他听到了熟悉的声音、心跳。妈妈把乳头递给他，他大口大口地吮吸着乳汁，好甜。他在妈妈的帮助下逐渐认识和了解这个世界。

他什么都不知道，但是他知道如果他哭，就有东西吃；他不舒服，感觉不爽时就哭，妈妈就会过来安抚他那受伤的小心灵。只要他会哭，就能获得想要的东西。

他感受着妈妈的爱，吃饱了就安心睡觉。他也很满足，有时候他感觉自己回到了子宫的状态。等这个孩子逐渐长大，感知了更多的外面的世界，他就意识到真正全能的不是他，而是他的妈妈。这个时候，他觉得妈妈是无所不能的，妈妈很强大，而自己是弱小的、无力的——我只能爬，我个子小，没有妈妈的照顾，我随时会饿死，于是我紧紧地和妈妈在一起，就像我在妈妈肚子里一样。

随着天赐逐渐了解世界，他开始意识到一个非常严重的问题：妈妈要去上班，妈妈要离开他。他开始害怕，每次当他看不到妈妈的时候，他就很担心，还好每次妈妈都会回应他的需求。他开始意识到：我是一个独立的小孩，我有一个名字——天赐（一岁半）。

天赐在心里埋下一颗种子："我这一辈子最无忧无虑的时光是在妈妈肚子里，那时候什么都不用想，什么都不用担心，那种感觉像是跟另外一个人紧密地连接。可是我现在出来了，回不去了。而且我发现一个很大的问题，就是爸爸，原来妈妈不是和我在一起的，她是和爸爸在一起的。"他抬头看了一下爸爸，他是个强壮的男人，自己打不过他，"在这样的斗争中，我是无法取得胜利的。我应该怎么办呢？还是先学着迎合爸爸，等我变成像他一样的男人，也许会拥有一个像妈妈一样的女人。"又过了一年半，他意识到："我应该是个男性，我的能力越来越强，会走、会跑、会说话，妈妈也是爱我的，只是爸爸还是存在的（如果是一个小女孩，她开始意识到爸爸的强大和能力，想要和爸爸这样的人在一起，形成一种紧密的连接；她对妈妈存在嫉妒，但又希望像妈妈一样，那样才可以获得爸爸的爱）。

这样的感觉在天赐三岁左右时就会形成，天赐开始有自我意识和性别意识。这一段时期在心理学上被称为性蕾期，即性心理的萌芽。

人的一生可能都在寻找能紧密连接的另一个人。在他们日后的成长过程中，他们意识到：我不可能和父母其中的任何一方在一起。经历了绝望和挣扎之后,他开始向外界寻找。在这个过程中,他经历了很多事情,他会去思考和了解这种紧密连接是由哪些元素构成的,比如性别、支持、赞赏、金钱、契合等等。他开始学会和人交往、沟通,后来他知道了:这种寻找一个和自己的身体和心理紧密连接的人的过程,被称为爱情。

然而时光无法倒流,人只能向前走,没办法后退,自己再也回不去在母亲子宫里,跟她合二为一的状态了。

成年人的爱情也意味着我们跟原生家庭的告别,只有勇敢走出原生家庭的束缚和制约,获得独立和自由,才有可能收获成熟的爱情。我们从父母那里感受爱,学会爱,他们也深深地影响了我们对爱情的期望和理解。

我们时常能在一个人对父母的感情中看到他对爱情的理解。也有心理学家认为:成人的爱情不过是童年跟父母恋情的一种修正。然而无论父母对我们的影响多么深刻,我们都需要知道现在的我们是成年人,我们需要对自己的行为和人生负责。发现我们现在的爱情跟童年的经验、原生家庭有关,并不能成为我们逃避爱情问题和苦难的借口,反而可以帮助我们更好地认识自己和自我成长。

爱情是一次自我成长和完善的机会。

二、爱情两步走，你一步，我一步——了解爱情的节奏

在一棵高大、挺拔的水杉下，有个娇小的姑娘对男孩说："如果我们的距离是 100 步，只要你愿意向我走一步，我会勇敢地向你迈出那剩下的 99 步。"在冬雪初来的黄昏，男孩终于迈出了这一步。

后来他们一起走过大约 1200 天以后，男孩停在原地，再也不肯向前走。女孩一如既往，倔强地想要知道为什么——为什么放弃 3 年的感情？为什么不再努力地向前走一步？赤裸裸的背叛彻底伤害了这个当初勇敢迈出了 99 步的姑娘。这次，姑娘头也不回地走了。

据说后来男人走了几万里路去找姑娘的时候，姑娘也没有见他。

一般来说，在爱情里，男生会先走第一步，正如开头的故事一样，许多女孩都走了剩下的 99 步。而在后来的爱情里，男孩还是只走了那一步。他总是将身体微微前倾，却没有迈开腿，仍旧停留在原地。直到后来真的失去女孩了，他再狂奔几万里路，也无法动摇女孩离开的决心。

如果男人没有先走一步，女人可以通过明示、暗示、友情提示或者挑逗、诱惑，让他们主动迈出这一步，必要时偶尔主动、偶尔被动，即使心动也暂时按兵不动。这样可以激发男性追寻爱情的力量。如果他还是不迈开那一步，姑娘也可以干脆点，主动把他拉过来："来，给本姑娘笑一个！哟，不笑是吧，来，本姑

娘给你笑个 3 分的。"

如果他没有回馈一个 5 分的笑容和温暖的拥抱，你基本可以放弃他了。因为一段感情中，不可能总是一个人傻笑，一个人拖着两个人的未来向前走，也没有人可以一直付出而不求回报。如果你真的想这样傻傻地付出，然后在落寞的爱情里顾影自怜，我们也只能祝你开心。

喜欢和爱，只有一步之遥，就看是喜欢迈这一步，还是爱迈这一步。

爱是一个人的事，爱情是两个人的事。当你为爱勇敢地向前迈出一步的时候，爱情需要你喜欢的那个人也向你迈出这一步，并紧紧抱住你。

感情就如同杯子里的水，每用一点就会少一点。每当女人向男人迈出一步的时候，就会分享一些水给男人；当男人感受到爱，也迈出一步的时候，男人也分享他杯中的水给女人，于是他们就可以彼此灌溉心田，只是谁爱谁多一点，谁的脚步就会跟得更紧一点，但满满都是爱，都是追随。若一直是一个人单方面地付出、一个人向前走，那这个满怀爱的人的心灵迟早会枯竭，那盛满爱的水杯也迟早会枯竭。

试问一个没有爱的人能够给予爱吗？人总不能给自己没有的东西吧？我们可以不断地产生爱。爱情需两个人相互灌溉，所以，爱情只有两步，你一步，我一步，一起向前走，才能久。

但是在生活中，每个人在爱情里走的路径都不一样。

约翰·格雷博士在《男人来自火星，女人来自金星2：恋爱篇》这本书中，把整个恋爱过程分成5步。第一步是吸引，包括生理、情感、精神、灵魂四个层面。男人往往是生理层面先启动，属于外貌协会的。女生则更倾向于从情感上进行连接。

当彼此相互吸引和了解以后，就进入下一个阶段：称为不确定性：我不确定眼前的这个人是不是就是我要找的人。看看周围的人，觉得他们也不错。这一阶段男生仍然要不断地付出，让女孩先得到确定感。

彼此有了这样的确定感之后，会进入下个阶段：排他性，也就是说我们不再东张西望，已经接受和包容了眼前这个人，并不接受其他的"骚扰"。下面一个阶段是亲密性阶段，情侣之间可以彼此包容、相互体谅。这个阶段的情侣可以说是彼此最快乐、最安宁的，爱情也变成一种简单、平淡的快乐。

在我们实际的爱情生活中，往往不会是这样一帆风顺的。有首诗是这么写的：

我认识你的时候，你不认识我。

我喜欢你的时候，你认识我。

我爱上你的时候，你喜欢我。

我离开的时候，你爱上我。

我回来的时候，你离开了我。

这说明恋爱中的两个人可能不是处于同一个阶段。比方说有的女生已经进入排他性阶段，而男生还停留在不确定性阶段，犹豫要不要和别的女生约会。有时候男生进入了订婚阶段，而女生还在犹豫，不能确定想订婚的人是不是眼前这个羞涩腼腆的男生，说不定有更好的男生在等我。

在"速食"爱情的今天，我们很容易跳跃式地发展彼此的关系，直接跳过不确定性和排他性而进入亲密性。之后当我们幡然醒悟的时候，又觉得眼前的人不合适而草草分手。所以很多人感慨"爱情伤不起"。实际上，我们要给爱情一段时间，让它顺利地走过不确定性和排他性这两个阶段，这样爱情的脚步就更稳。如果你感知你和伴侣并不在同一个节奏上，请你停止或加快你的步伐，以做到和你的伴侣共同进退。当然这一切的前提是你依然需要这段关系。

爱情有的时候需要等待，有的时候需要加速奔跑。爱情需要我们细细去感受彼此的心是否在一起。

三、爱情是一种修行，你准备好了吗？

在老一辈的人眼里，婚姻好像就是持久的忍耐。这样一句话甚至写进了《圣经》：

爱是恒久忍耐，又有恩慈；爱是不嫉妒，爱是不自夸，不张狂，不做害羞的事，不求自己的益处，不轻易发怒，不计算人的

恶,不喜欢不义,只喜欢真理;凡事包容,凡事相信,凡事盼望,凡事忍耐;爱是永不止息。(《新约·哥林多前书》第13章)

爱是恒久的忍耐,而现代人处在快节奏的社会,很难有耐心去忍耐。以前冰箱、电视坏了,大家都会去修,一年又一年用,现在的年轻人恐怕都会直接换新的。

如果爱情要靠忍,甚至要靠忍无可忍去维持,那么生活的痛苦和压抑必定大于快乐。而我们理想的亲密关系应该是痛并快乐,而快乐要多,痛苦要少。忍,忍无可忍,都是方法,不是目的。那么维持一段有激情的高质量的亲密关系最重要的是什么呢?

那就是拥有一个积极的信念,掌握两性相处的方法和技巧,同时做好心理准备,因为这是艰难的路程。

1. 对爱情的信念:相信

诗人泰戈尔说过,相信爱情,即使它给你带来悲哀也要相信爱情。**爱情不是因为看到才相信,是因为相信才能看到。**

爱情的生物学本质是荷尔蒙的躁动、多巴胺的刺激、肾上腺素和内啡肽的飙升,没有人真正看到过爱情,有也是"聋子听见哑巴说瞎子看见爱情来过这里"。爱情是人类对亲密关系的一种建构。如果不相信这种理解和结构,你可能永远没有办法拥有爱情。社会调查显示,爱情的平均"寿命"是2.67年。而在那些维持高质量的亲密关系中,含有大量的催眠和自我暗示——我是爱她的，她是爱我的，我们是彼此相爱的。其实，爱不爱有时候就是自己告诉自己的，不是别人给你。

所以你拥有的信念很重要，拥有一个积极的信念，认为自己值得被爱，相信爱情，相信自己可以把握爱情。

2. 获得爱情的方法

当你相信一样东西可以拥有之后，就需要寻找方法去获得。

爱情有的时候是始于一场"人为的意外"——白娘子故意下雨骗许仙的伞，祝英台十八相送时装疯卖傻调戏梁山伯，七仙女挡住了董永的去路……这些爱情，似乎总是要制造一些浪漫的错觉才开始。然而开始一段关系比维持一段关系要简单。当一段感情度过了3个月或者半年的激情期，开始变得平淡，彼此积攒了失望、委屈、难受、不满等等，这些可能是未来生活矛盾的导火索。其实，沟通、情绪表达、外在威胁的处理以及面对性爱中的各种问题，都是有方法和技巧的。

我们以沟通为例。生活中的伴侣，在最开始的时候都是彼此喜欢或者欣赏的，否则不会走到一起，后来之所以渐行渐远，其中一个重要的原因就是沟通有问题。我曾经和一个姑娘彻夜长谈，但是我们的谈话被要求按照一种模型进行。正是在那一次谈话之后，我们决定结婚。

我记得那个晚上，我被要求这样和她对话：无论哪一方先开口，不能打断，尽量让对方说完；说完以后，另一方在开始说话之前要复述对方说的话，然后对方反馈；当反馈的意思接近或相同，另一方才可以表达自己的想法和意见；同样的，你必须先复述对方的话，知道对方认为你理解的意思和她要表达的相似，你才能表达你自己的想法，交流才可以继续下去。我已经不记得我们当时聊了什么内容，但我对那一次的交流方式记忆犹新。原来复述和理解一个人的话是非常难的事情，我需要三到四次才能完全理解对方的意思，并能够表述出来。

同样的，对方理解我的意思也没有那么简单，我需要反复解释。而且我注意到即便我们说的内容都一样，如果对方表达的感觉有差异，我们依然需要解释。这也验证了心理学上说的，语言只能传递 20% 的内容，我们使用的语音、语调、身体信息传递了更多的感受。

后来，那个姑娘成了我的太太。我也才意识到，这是心理咨询中最基本的倾听和反馈技术，复述对方的话就是最简单的表达：我在听，我听到你说的，你说的是这样吗？

著名性学家吴敏伦先生的爱情是学术圈里的一段佳话。从战争年代的书信初始，到中老年的相濡以沫，直到年近七旬，老先生还会用日记、照相机、摄影机记录夫人的点点滴滴，爱她看在眼里，记在电脑里。

我接触过那些拥有长久亲密关系的人，他们看似简单，相处起来有很多的默契，不用太多语言，就知道对方想要什么。能达到这样的程度是怎么做到的呢？想要一件事情成功，不付出努力是不可能获得的；感情也是，没有人可以不劳而获。而人与人之间的感情是在相处中来的，在相处中感觉到能够被理解、被接纳、被肯定、被欣赏，是一种在灵魂深处的连接感，否则可能永远没有办法感知到对方。

所以，掌握方法和技巧，用一颗积极又虔诚的心，准备好在爱情中修行吧。

四、恋爱是一个淘汰和筛选伴侣，并不断提升和认识自己的过程

我在微博上总是劝人分手，但我在大学生的性教育中常常指导他们恋爱。因为在我看来，恋爱的本质是认识自己并提升爱的能力。

谈一场恋爱最大的好处是认识自己。

"以铜为镜，可以正衣冠。以史为镜，可以知兴衰。以人为镜，可以明得失。"我认为，让你反省自我的那个人正是你的恋人，你会去反思是什么让你心酸，让你念念不忘，让你如鲠在喉。他满足了你哪些人性的弱点？虚荣？性？不安？贪恋？自卑？寂寞？孤独？

你甚至可以多次反问自己为何他会牵动你的心：

到底是你的嫉妒，还是你的失落？

到底是你的执着，还是你的不甘？

到底是你的需要，还是你的贪婪？

最后你会发现你最想要的是什么样的爱情。

好的爱情会让你成长，你会少一点虚荣、少一点不安、少一点孤独和寂寞，即使那份爱情已如风消逝。换个视角去看，这个世界上不存在坏的爱情，你需要做的是不断反思和及时止损。

每个人都是一本书，走进并读懂一个人的世界是不容易的。

你读书的时候，那本书也在试图阅读你。也许是你美丽的容颜或者你浅浅的笑容让他翻开了你，可是要让那个人读完你的故事，并让你成为他故事中的主角，你就必须不断地丰富自己的内容，同时试图和那个人一起写你们的故事。至于结局，也许在翻开书页的那一瞬间就写好了。

何必太在乎结局的悲喜，阅读和书写的过程是美丽的。

读书还是要读一本好书。有的书需要细细品味，有的书看了一半就看不下去了，有的书你草草翻过后觉得索然无味。如果你不读书，你永远都找不到自己的品味。有的书我们捧着一读再读，每次看得我们热泪盈眶。

有的书是不适合阅读的，同样，有的人是你要慎重选择的。这样的人有两种：

1. 有暴力倾向的人

亲密关系中的暴力是一种无能的表现，无法控制内心的情绪，将愤怒和攻击指向自己的伴侣或孩子。最无奈的是，他伤你心的时候还会伤你的人，而且可能反复伤害。如果你正在经历一段有过暴力伤害的关系，请你在试图用本书的理念或者方法调整这段关系时记住，你随时需要离开，而不是调整；需要提醒的是"良好的"可调整的关系是对方珍惜你、尊重你，而不是用暴力和采用精神控制的方式虐待你、打压你和耗竭你。

2. 恋爱或结婚次数太多的人

现代社会，谈多次恋爱、离过婚都不是什么可耻的事情。可怕的是，在关系中不反思自己、不提升自己，一味把责任推卸给伴侣。

这如同有些人读了很多书却不思考，是非常可怕的。因为你极有可能和上一本书一样，看完就被扔掉。至于恋爱或结婚的次数多少为多，我想你的标准就是标准。

当然，无论你怎么避免踩坑，你最终还是有可能在感情中抛弃别人或者被抛弃，因为恋爱就是一个相互筛选的过程。

很多人对于恋爱有这样的误区，以为对方答应和自己在一起之后，两个人就开始过上幸福快乐的生活。事实并不是这样的。恋爱是亲密关系博弈的开始，这中间会经历两个人快乐甜蜜的激情期、权力斗争的独立期，以及平淡且猜疑的共生期。如果两个人可以继续在时间的长河中走下去，那么他们会多次体验这个轮回，然后一直走下去。其间争吵必不可少，性的激情减弱，生活的磨难、观念的冲突不断出现，甚至再次出现令你怦然心动的人。

你准备好面对了吗？没有人能轻而易举地享受爱情带来的甜蜜和幸福，他们都曾为爱妥协，彼此付出，共同抵御风雨，花时间和精力去经营感情。

不过即使是这样残酷的事实，我也会说，恋爱的快乐值得拥有，特别是长久的亲密关系值得经营。有些快乐是短暂的，即时反馈的；有些快乐是在漫长的岁月中最后才能感受到的。人生既需要短暂的快乐，也需要稳定的、高质量的陪伴。

如果你遇到一个你想跟他过一辈子的人，那么好好珍惜，彼此搀扶地走下去。会幸福的人，遇到谁都会幸福；而不幸福的人，遇到谁都会痛苦。所以把自己过好，力所能及地把你们两个人的生活过好，这就是恋爱的本质。

五、爱情世界里的 PAC 理论

你相信你身上不止一个人吗？你是否经常在思考一个问题的时候，脑海里有两三个人出来相互争吵？如果一个人身上不止一种人格，一旦他进入恋爱，同一个人的身体，可能是多个不同人格在和伴侣交流：争吵，分享，聊天，牵手，拥抱，做爱……有的时候真的让我们不知道怎么去面对伴侣。他真的还是他吗？为什么我有时候感到如此陌生？他到底是谁？我到底又是谁？

1. 我被莫名其妙地拉黑了

36 岁的小西莫名其妙地被一个说不清楚关系的老男人拉黑了，她开始不断反思是不是自己做错了什么，未来她到底要如何跟男人相处。

去年，她偶然认识了那个带着光环的男人。事实上，这个男人离过婚，工作不错，身材还很好。而她用自己的话说，自己是"36 岁的老处女"，但这并不影响他们"恋爱""上床"。老司机的套路深，第一次就直接邀请姑娘去他家，为她下厨，一起喝酒、聊天，最后把她压在身下。小西很蒙，心跳很快，因为这是她的第一次。然而老司机没有特别着急。直到第二次见面，她才心甘情愿地"破处"。现实比小说更精彩的是，她很快落入俗套，陷到这份感情中去了。

在开始的时候，这个男人给了小西很多错觉——信任她，跟她交流，陪她吃饭、看电影，给她人生意见，满足她的一切需要。而她像个孩子一样享受着这一切，却没有给出任何相同的回应。后来相处了半年，除了约时间见面、上床，其他的事情男人都没有空，甚至有时候上床男人都是拒绝的。

这样的关系持续了八九个月，直到年初的某一天早上，小西被拉黑了。前天还在床上激情而热烈地"啪啪啪"，现在为什么这般无情？

"我不知道为什么会搞成这样，我真的不知道怎么跟他相处。我现在反思，可能是我跟他在一起的时候，会完完全全变成一个孩子，只知道索取，要我想要的东西，我给他的也就只有这副肉身。可是我想要的交流，分享喜怒哀乐，这些互动沟通，为什么没有办法形成？"——笑容灿烂的小西一脸无奈地问我。

答案其实很简单——在成年人的爱情世界里，你的主人格还是"孩子"，而他没有办法忍受并一直做你这个"孩子"的父母，照顾你、关心你。你还没长大，"孩子"只能和"孩子"一起待在爱情童话里。**好的爱情应该是同频互动的，不可能一个人扮演"孩子"，另一个扮演着"父母"。**

要深刻理解上面的这段话，我们需要借助 PAC 理论去认识自己在亲密关系中的状态。

2.PAC 理论——我们天然的三种人格状态

加拿大心理学家艾瑞克·伯恩（Eric Berne）于1964年在《人们玩的游戏》一书中，提出了一种针对个人成长和改变的系统的心理治疗方法。该方法认为：个体的个性是由三种比重不同的心理状态构成，分别是 Parent（父母）、Adult（成人）、Child（儿童）。这种方法取首字母，简称人格结构的 PAC 分析。

PAC 理论把个人的"自我"①划分为"父母（P）""成人

———————

① 弗洛伊德精神分析理论提出来的关于一个人的人格结构，分别是本我、自我、超我。本我：一个人最本能、最原始的部分，遵循享乐原则；自我：有意识的自我，遵循现实的原则；超我：人格结构中的管制者，由社会规范，良知和期待等形成，遵循道德原则。

（A）""儿童（C）"三种状态,这三种状态在每个人身上都交互存在,并不是完全独立的状态。这一理论被广泛运用在人际沟通领域。

P:父母状态（Parent ego stat）

这种人格状态一般从父母身上学习而来,整合到自己的人格中,主要提供需要遵守的社会规范,帮助融入社会,一般以严格的价值判断和道德伦理观为主,是超我（Super ego）的一部分;有优越感和权威感,提供关心和照顾,要求顺从,同时又自以为是;语言表达强势,"你应该……""你必须……""你要乖哦"等是这种人格状态的语言表达方式。

在实际生活中,我们又有两种父母人格状态——抚育性的父母（Nurturing Parent ego state,简称NP）和批评性的父母（Critical Parent ego state,简称CP）。

在恋爱早期,一开始交往的时候,特别是主动追求和喜欢对方多一点的一方会表现出抚育性的父母的人格状态。他们喜欢照顾别人,付出感情和时间去倾听和包容、褒奖人,具有同情心;也存有权威判断、优越感、增强确定、关爱体谅;当然,也有表现出不合理的溺爱。

在恋爱的中后期,关系相对比较稳定,彼此也暴露了一些缺点。而此时很多人不能适应和接受的是,自己的伴侣变成了另外一种父母人格状态——批评性的父母。他喜欢控制、批评,替别人界定人生与现实;存有批评命令、挑剔指责、纠正指挥别人等信息与规范出现;会提醒自己及他人所犯的错,也会指责自己或他人的不对，会批评指正自己或别人，如"应该……""必须……""不能……"等，要怎样做才是对的，怎样做是不应该的；当然也有表现出偏执的看法和不合理的苛责，或使用暴力。这种人格状态在恋爱早期也会出现，特别是关系失去平衡，一方欲求不满的时候，喜欢控制的人格就会出现。

总体来说，父母的人格状态在恋爱中的表现就是，期待伴侣听自己的话，按照自己的意愿发展，照顾和关心、指责和批评伴侣都是想要满足自身的需要。他们喜欢控制自己的伴侣，不同的人对伴侣的控制强弱、方式不同；如果失去控制，他们会感到非常的焦虑、不安、辗转难眠。他们就是爱情世界里的"控制王"。

A：成人状态（Adult ego state）

成人状态表现为注重事实根据和善于进行客观理智的分析，以现实为原则，主要成分是弗洛伊德提出的自我（ego）。这种人能从过去存储的经验中估算各种可能性，然后做出决策。当一个人的人格结构中成人状态占优势时，这种人的行为表现为待人接物冷静，慎思明断，尊重别人；这种人讲起话来总是"我个人的想法是……"。

事实上，成人状态为父母状态中的说教增加了思维的成分，又为儿童状态增加了感知的概念。他们可以很好地协商沟通，喜欢问"好不好……？""行不行？""可以吗……？"这部分的人格状态在恋爱中表现的是过于冷静，不太会照顾人的情绪，会比较多地给出高质量、有效的分析和建议。他们考虑很多现实的因素，例如房价、钱、投入与收益，情感冷漠。他们根据过往的经验来判断和处事。他们是爱情世界中极端的"现实鬼"。

C：儿童状态（Child ego state ）

爱情，是成人童年依恋经验的投射。爱情最容易让人"退行"成儿童的状态，也是最单纯和快乐的状态。

儿童状态整体表现为撒娇、卖萌、任性、喜乐无常、忽冷忽热，不能很好地控制情绪。他们以本能和快乐为基本原则，是精神分析理论中的本我（Id）。然而由于我们的天性与父母的教养方式的不同，我们在恋爱中的儿童状态会有两种：

1）自由的儿童（Free Child ego state，简称FC），他们冲动、天真，充分表达感情，反映出其本能的需求、欲望、情感或行为，直接真实地表达自己的感觉、情感反应。此种人格被称为"自由的儿童"。如想哭就哭，想笑就笑，想玩什么就玩什么，想嘟起嘴巴就嘟得鼓鼓的，喜怒写在脸上，率性而为，有较强的支配欲，且立即要求满足和照顾其感受与行为。

2）适应的儿童（Adapted Child ego state，简称AC）。他们表现得乖巧、听话、察言观色、色厉内荏，实则回避，不面对。他们适应权威规定的标准，使自己生存的环境更好。他们会依照权威父母的要求和方式，来决定自己该怎么办。此种人格被称为"适应的儿童"。他们会动脑筋观察别人行为的意义及要求。他们知道什么时候提出的要求最有效。此外，在日常生活中，他们表现得有心理承受能力，乐于接受别人的意见，会调整自己的行为，压抑自己的本能需求，通常也不表达，勉强自己以适应伴侣的需要。当一个人的人格结构中儿童成分占优势时，其恋爱中的表现为喜怒无常、不加考虑、拖延、回避；这种人讲起话来总是"你猜猜看……""我就要……""我猜想……""我不知道……"。

很多男性面对相对强势的伴侣时都会表现出这种适应性的儿童状态，一方面装傻卖萌、回避冲突，另一方面心知肚明，隐忍和退让。这时候，女方可能感觉很无奈，对他束手无策。

无论是哪种儿童状态，他们的核心是待在自己的舒适区，不肯长大，希望别人照顾他的感受、他的需要，只是应对方式不一样。他们在亲密关系中吃准了对方。他们的自恋完全满足了自己。在他的世界里，他看不到其他人。所以，他们是爱情世界里不折不扣的"任性王"。

综合上述分析你会发现，在亲密关系中的两个人，如果把他们比喻为在一个桌上打牌的两个牌友，每个人手里拿着三张牌，其中，有两张牌可能还会变化，那么在这样复杂的情况下，应该怎么去打牌呢？我们小时候学过一个故事叫作《田忌赛马》，它深深影响了我们的处事原则。

齐国将军田忌非常赏识军事家孙膑，并且待之如上宾。田忌经常与齐国众公子赛马。孙膑发现他们的马脚力都差不多，马都被分为上、中、下三等，然后一一进行比赛，于是对田忌说："您只管下大赌注，我能让您取胜。"田忌相信并答应了他，与齐王和各位公子用千金来赌注。比赛在即，孙膑说："现在用您的下等马对付他们的上等马，用您的上等马对付他们的中等马，用您的中等马对付他们的下等马。"三场比赛结束，田忌一场败两场胜，最终赢得了齐王的千金赌注。

孙膑赛马的方法在我们的亲密关系中常常被用到，我们可以简单地理解为，每个人的三种人格状态的能量是不一样的，父母状态、成人状态、儿童状态分别对应的是上等马、中等马、下等马。这个浮躁的社会习惯性地追求输赢、对错，所以常常出现父母状态—儿童状态、父母状态—成人、成人状态—儿童状态的相互"对战模式"。是的，你赢了，但这段感情你就输了。

要知道**爱情从来不是一个人的对错和输赢，而是两个人的平衡**。所以，要赛马的游戏永远玩下去，就要遵守规则，上等马对上等马，中等马对中等马，下等马对下等马。唯一能做的就是好好养自己的马，别偷懒，争取成为更优秀的自己。要打一辈子牌，你们必须平等地出牌。你必须知道他出"父母牌"对你嘘寒问暖的时候，你不能只是像一个孩子似的接受。必要的时候，你必须也及时给予他"父母式"的付出、回应、支持、关心和照顾。大家都是成年人，没有人想在恋爱中一辈子都是"父母"的角色。

小西在自己的第一段感情中就不太会打牌。她享受着对方的追逐，任性得像个孩子，一直索取她想要的东西。她始终没有切

171

换自己的状态，让自己变成成熟的"成人"和"父母"。她能给予的肉欲上的快乐，也不是一个成人状态和父母状态的人长期需要的。所以这个老男人最后厌倦了父母的角色，用成人的状态分析了这段关系的利弊，并且用儿童的状态处理了这段关系——拉黑。

爱情之所以能美好，就是因为我们在爱情里不必一直是成人的状态。成人的世界是疲惫的、残酷的、不堪的。我们能做"孩子"，可以任性、撒娇，无忧无虑地玩耍；我们能做"父母"，主动去付出，去体现自己的价值，去照顾彼此。

在成人的爱情世界里，父母状态和儿童状态都需要我们进一步整合到成人状态中。与此同时，还要与之相对应地去感知自己和伴侣的状态，并做到根据情况来切换自己的状态。

所以在爱情中，你要感受自己的状态。你可以回忆过去的一段时间里你跟伴侣的相处，在他做出什么事或者说了什么话的时候，你的行为、想法和感觉是否就和你儿时的反应一样？

或者有没有哪一刻，你的所做、所想、所感就和你父母的反应一样？你越过了成人该有的边界，过度地去照顾和关心一个人，或者你总觉得他不够好，认为批评和教育他都是为他好，心里有一种恨铁不成钢的感觉。

还有没有什么时候，你的举止、念头和感情是单纯地针对当时所发生的事的直接反应，与过去无关，是你根据当下状态做出的相对理智和冷静的回应？

当你感受了自己的状态后，你要学会观察伴侣的状态：当他付出或者批评你的时候，他是父母状态；当他情绪化的时候，他是儿童状态；他冷静分析问题的时候，他是成人状态。此时的你要学会切换自己的状态，跟他保持一致，比如：

他说："亲爱的，我想和你去坐摩天轮……"（儿童状态）

你应该给的回应是："哇，我们就应该去玩一把，放松一下。"（儿童状态）

即使你要拒绝，你也应该像个孩子一样直接地表达情感："好难过，最近没办法陪你去，咱们下次吧。"（儿童状态）

但当他批评或者指责你的时候，他极有可能是一个父母的人格状态。首先，你要理解他的初衷或者动机是"真的很在乎你"，你没必要有太强烈的情绪反应。其次，如果你要打出"父母状态"这张牌，你应该是一个对自己有非常确切的了解和认识的人，内心形成一种稳态，知道有些确实是你要改的，而有些"唠叨"你需要对其一笑而过，就像有一种冷是"你妈觉得你冷"一样。你甚至可以发展出一种幽默感，去讽刺和嘲笑自己。

所以当他说："你看看你，穿得这么土，不会打扮自己。"（父母状态）

你可以笑着说："是啊，我这么土，你也看上我了？你肯定是爱上我善良的灵魂。"（成人状态）

这些回应和技巧需要我们有很强大的觉察力，在实际生活中不断去完善。爱情需要不断地去感知和练习，就像赛马和赌牌游戏，我们不是玩一段时间，而是可能要和有些人玩一辈子，你必须掌握一些理论与方法，并不断地去实践和总结。

PAC理论告诉我们在和伴侣相处的时候呈现的状态，我们需要对自己和伴侣的状态保持觉察，分析自己和对方是儿童状态、成人状态，还是在提供照顾的父母状态。我们"扮演"的这个角色的背后都有我们的心理需要。在关系中，我们不是要跟对方讨论输赢或者争论对错，而是要看到自己跟伴侣在一起时大部分时候的状态。如果你常常扮演孩子，对方在扮演父母，那么反过来，对方可能需要被更多地照顾；如果你常常扮演父母，那么对方就会扮演成孩子。

好的感情，应该是在这几个状态中自由地切换。但在生活中面对共同的问题时，比如买房、择校等具体问题，你们都是理智的成年人，在听取各方意见、分析利弊后做决定。当你们在应对生活中的某些琐事的时候，可能都能在父母状态和成人状态间自由地切换，知道没有什么对错，可以退让，可以坚持或保留，大家都会保持成年人之间的礼貌克制。而在夜深人静的时候，也许我们可以给伴侣提供生活上的照料，提供情绪价值。当两个人都在放松、愉快的状态下，两个人都退回儿童状态，一起玩，一起闹，无忧无虑。

所以，保持觉察，自由切换状态。

1. 爱情是可以用科学去解释和分析的。你看待爱情的方式决定了你在爱情中的行为。

2. 爱情是一种关系，你可以爱一个人，也可以不跟一个人建立爱情关系。如果你们建立了爱情关系，那么你要知道这是一趟英雄的旅程，你准备好启程了吗？

3. 男人也好，女人也罢，在感情的世界里，我们首先都是一个人，要呈现人性的尊严和善意，其次才是性别差异。

4. 你大可以追求爱情，永远努力，永远前进，但不要期待太高，因为爱情总体发生的概率并不高，而且对人的要求非常高。

5. 相信爱情，追求爱情，掌握爱情的理论和方法，不断去实践，勇敢爱。

6. 推荐阅读罗兰·米勒 (Rowland S. Miller) 的《亲密关系》一书。这是一本关于亲密关系的教材。把爱情放在亲密关系这样一个大的视角去看，你就更能在爱情里做到举重若轻。

第七章
掌握爱的能力，建立高质量的亲密关系

　　爱从一个人开始，蔓延到两个人的关系。我们爱一个人的时候，眼里有时没有别人，只有那个最爱的他/她。爱情的浪漫主义一直影响着我们对爱情的理解和判断。我承认生活需要浪漫，但爱情是建立在现实之上，我们必须在浪漫中理解爱情，但在现实生活中，我们也要脚踏实地去爱一个人。爱是一门艺术，需要理论结合实践，才能收获爱情。

　　什么样的爱情是成熟的？什么样的爱情是好的？如何维持爱情？爱情不仅仅是一种愿力，更多的是一种内在的能力。

一、让爱意流动，形成相互滋养的亲密关系

不知道你有没有经历过耗竭的爱情？

生活中有的人很爱自己的伴侣，不管怎么说，开始的时候他们是爱着伴侣的，否则他们不会陷入一段关系。但后来，感觉变了，虽然一方用自己的方式继续表达爱，但伴侣对这些事情已经无动于衷了；有时候伴侣甚至对这种爱的表达感到厌烦，开始回避。于是还爱的那一方越来越不甘心，但他越付出，对方越回避，两人的亲密关系陷入了更加糟糕的恶性循环。这样的恶性循环的结果就是一方被耗竭，一方有恃无恐，最后充满了抱怨和愤恨。

而良好的亲密关系应该是相互滋养的良性循环，当你付出一点爱，对方会感受到你的爱意，同时反哺给你他的爱，彼此的爱循环流动向前。这种感觉特别像传统文化中的太极，是一种你中有我、我中有你的状态。

那么如何达到这种状态呢？首先，必须让对方明白我们的爱意，同时必须推动爱意的流动。

1. 掌握属于你们的"爱情语言"

著名婚姻家庭专家盖瑞·查普曼博士 (Dr.Gary Chapman) 有一本畅销书叫作《爱的五种语言》，说的是人类在表达和接受爱的方面有五种语言。这五种语言分别是肯定性的语言、精心的

时刻、接受礼物、服务性的行动和亲密的接触。而在实际生活中，造成我们爱的沟通障碍最重要的原因是双方使用的语言不一样，从而导致了彼此的误解。

掌握和了解自己以及伴侣擅长使用的语言非常重要。只有对话能够被对方理解和接受，两个人的生命和灵魂才有连接感。人与人之间对上述五种语言的接受和理解是有差异的，举例来说，我对于接受礼物和服务性的行动是不敏感的，也就是如果你给我送礼物，或者为我付出实际具体的行动来帮我解决问题，我对这两种爱的表达的反应是迟钝的。我注意到生活中有一些人比较重视送礼物，认为礼物无论大小都可以表达爱意，会因为礼物的好坏影响情绪。有的人会因为伴侣忘了准备结婚纪念日的礼物而大发雷霆。而我这种人，可以不敏感到甚至忘了结婚纪念日。

爱的语言也需要相互匹配，比如我太太也对送礼物和结婚纪念日不敏感，所以，我们相安无事。然而她却非常在意服务性的行动，就是她期待如果你爱她，你就应该为她做一点什么，帮助她。尽管她生活基本不需要什么帮助，但是她期待当她需要你的时候，你最好都在，而且能够帮她解决问题。这样的人也会同样对待伴侣，如果你需要他，他也很愿意帮你，特别是帮你解决一些实际问题。在他们的世界里，口头说的爱都不是爱，只有实际的行动才是爱。所以，我太太如果让我帮她做一点事情，我都会比较小心，而且要处理好。虽然我对此不敏感，但我知道这对她很重要。

肯定性的语言对大多数人来说，特别是男性，是一种接受爱的表达方式。他们需要被赞美、被欣赏、被崇拜。这种需要可能跟"80后"、"90后"生活在批评式的教育环境中有关。然而，直接说"你很棒""你很帅"这种话，对方听多了也会腻，同时也会觉得你真的很敷衍。所以无论是我们的伴侣还是孩子，我们都需要用欣赏的眼光去发现他们的进步和改变，并给予肯定性的评价。如果你用这样的心态和眼光去审视一个人，你会发现他有很多具体的点值得你去肯定和鼓励，比如今天挑选衣服的眼光，此时此刻的笑容，能够做好番茄炒蛋这样一碟小菜。

　　生活中，我们对伴侣总有很多抱怨和不满，但是这些抱怨和不满并没有什么用，伴侣不会改变。既然不会改变，那还不如肯定他的一些进步和调整，因为对于一个成年人来说，他知道自己要改变哪些事情。所以，如果他有意识，你又何必多言呢？

　　精心的时刻非常重要，却常常会被忽略。美国著名的婚姻心理学家维拉德·哈利在自己的著作中提到，**如果你想获得高质量的亲密关系，你每周至少需要 15 小时来满足伴侣高质量的情感需要，这包括一起休闲娱乐、沟通交流和性的满足。**平均算下来，**你每天都需要花 2.5 小时和伴侣在一起。**而这种"在一起"是有连接的在一起，而非同居室友的简答、寒暄和问候。时间对于每个人都是公平的，你花时间在你们的关系上，去感受彼此的情绪，了解彼此的需要，进行互动、交流、探讨，这都很重要。也许这个过程并没有很愉快，有时候甚至需要我们忍受令人绝望的沮丧感，但我们知道，我们在为一件事情努力付出。

在精心的时刻中，我们也会建议伴侣一方面着眼当下具体事情进行沟通交流，同时也要回忆过去那些开心的美好时刻，同时还可以规划一些让你们放松和开心的事情，如旅游、度假等。

亲密的接触，这一点在中国文化里是不被重视的，我会在本书中重点谈。

所谓的亲密接触，实际就是性接触，而性的接触最开始是从眼神开始的。人和动物在性交的姿势上有一个很大的区别，就是体位。很多动物包括我们常见的，青蛙是抱对的，狗是后入的，它们在性交时都无法做到眼神的交流。人类的性进化就是从眼神中的脉脉含情、四目相对开始，所以，对于对方的凝视，关注就是一种情感的流动和连接。如果你注意到你跟伴侣的眼神接触在减少，那么你可以尝试做一些练习，刻意地去注视对方，同时这种注视是带有善意的欣赏和喜欢。

简而言之，眼神的这种注视是最简单的边缘性的性行为。这种性行为中充满了让人意想不到的爱意和能力。如果你也爱着对方，那么请你们相互看着对方的眼睛，继续走下去。

需要说明的是，每个人都不一样，这五种语言的使用并没有好坏之分，只跟个人使用的熟练程度和偏好有关。而熟练程度和偏好的形成与我们的成长经历息息相关。理解这样一点，能帮助我们更好地理解自己和伴侣，我们的语言能力可以不断地提升和进步。

所以，无论你擅长或者偏好哪一种语言，首先都需要你有勇气去迈开沟通的步伐，如果不沟通，上面的方法和技巧都没有用。

2. 在爱情中当一个真正的勇士

1）不要害怕被拒绝，勇敢地表达你的想法。爱一个人就会有两种情况：他不爱你或者他恰好也爱你。情感的表达是自己对这份感情做的一个决定，准备好面对结果，哪怕失败了也无所谓，万一成功了呢？所有的沟通都需要试探和不断地尝试，所以但行好事，莫问前程。

2）真诚的表达好过虚伪的遮掩。在关系开始的阶段，无论你是想和对方恋爱，还是只想和他发生性关系，这都不是可耻的事情。但是不要欺骗对方，欺骗才是可耻的。真诚的交流都会带来爱意的流动。在已经稳定的关系中，无论你是想"肉体出轨"还是想精神上跟其他人"恋爱"，都可以跟伴侣沟通。要知道，及时坦白，也许可以换来对方的原谅。有些想法，当你跟伴侣沟通的时候，你会发现和自己预想的结果并不一样，因为伴侣可以感受到你的真诚。特别是关于性的沟通，每个人的身体里都封印着"力比多"，只有不断地提高自己的"修为"，才能和这股力量和谐共处。有时候，你需要认真反思，你在这段感情里需要的是性还是爱。

米兰·昆德拉说过，跟一个女人做爱和跟一个女人睡觉，是两种截然不同的，甚至是对立的感情。爱情并不是通过做爱的欲望（这可以是对无数女人的欲求）体现的，而是通过和她共眠的欲望（这只能是对一个女人的欲求）体现出来的。共眠的欲望，是一种来自深层次的身体欲望，你可以理解为灵魂的欲望。这种欲望，是不可能随意产生的，它只能存在于两个频率相似的人。不同频率的人，你再喜欢，也不可能走到一起。

3）学会拒绝，好的拒绝是不带敌意的坚决。首先你需要知道你拥有说不的权利，即使是对你的伴侣。你没有义务为任何人做自己不愿意做的事情。当一个人强迫你同意他的时候，这个人对你的占有欲已经超过对你的爱意，他的要求是自私的而非"合理的请求"。同时作为伴侣的我们也要记得，即使是我们最亲近的人，我们也没有理由要求伴侣为我们做一些他不愿意做的事情。**合理有效的拒绝会让伴侣更好地理解你、尊重你，知道你的底线和边界，并同你一起坚守底线。**

　　我想要爱你，而不控制你；

　　欣赏你，而非评断你；

　　与你一起，而不侵犯你；

　　邀请你，而非强求你，

　　离开你，无须多言歉疚；

　　批评你，　而非责备你；

　　并且，　帮助你，　但不看轻你。

　　如果，我也能从你那里得到相同的，

那么，我们的相会就是真诚的，

并且，会丰盈彼此。

——萨提亚《与人联结》

最后，爱意的沟通不是一时的，是不断往前推进的，是流动的。你和伴侣每天都在变化，有些事情需要反复沟通，请用耐心和智慧去面对和处理。

二、我是爱你的，你是自由的

很多人都很喜欢我在微博上说的一句话：我是爱你的，你是自由的。但怎么样更好地理解这句话呢？是不是说，我爱我的女朋友，但她是完全自由的……多自由呢？可以和别人恋爱？甚至一夜情吗？

在我看来，理解这句话需要先深刻地理解"爱"和"自由"。

首先，爱是一个人的事，爱情是两个人的事。在我看来，爱和爱情是两个概念。

爱是给予和付出，让对方幸福。

"爱主要是给予而不是接受。给予比接受更快乐，并不是因为它是一种被剥夺，而是因为在给予的行为中表示了我生命的存在。正是在给予的行为中，我体验到我的力量、我的财富、我的能力。"

——弗洛姆 《爱的艺术》

生活中，我们有时候容易把爱和痴迷混淆。其实，区分它们的标准是：爱是一种以对方需求为主的"自我付出导向"，即爱是给予对方想要的，而不是把自己的需要强加给对方。很多人能做到"己所不欲，勿施于人"，"己所盛欲，勿施于人"。痴迷是一种以自己需求为主的"自我服务导向"。所以，爱的重要标志是利他，真正可以站在对方立场上去思考问题。不过，爱在表面上是付出，实际上是满足自己内心的某些需要。

比如，你坚持到他公司上班的地方等他下班，陪他加班，排除万难给他送山珍海味，跟他保持24小时不间断的联系。有时候，你还没感动对方，就先感动了自己，而这些行为没有考虑对方的需要和想法。更多的时候，你是在满足自己的需要，而不是他人的需要。你爱他，你需要他。这样的爱，有时候就是负担。

1. 爱是陪伴与支持，让对方有力量

人是生而孤独的个体，却又是群居的动物。没有人是一座孤岛，我们都渴望跟另一个人有连接，我们也希望得到支持和鼓励，被包容和接纳——这就是爱情的力量。爱情是一种促进人格独立的力量，如同心理学家斯科特·派克所说："爱，是为了促进自己和他人心智成熟，而不断拓展自我界限，实现自我完善的一种

意愿。"

而陪伴伴随着信任。举个生活中常见的例子，你开车，如果你的伴侣坐在车上，你理想的那个伴侣是一会儿告诉你要左转，一会儿告诉你要减速，一会儿提醒你注意行人的那个？还是一直不怎么打扰你，偶尔和你聊聊天，一路微笑欣赏风景的人？我想你要的一定是后者。不指手画脚，有时候就是一种信任，你相信另外一个生命一定可以在平安喜乐的时候到达生命的终点。这是一种陪伴，一种爱。

爱如果对一个人有用，对另一个人没用，那么爱情就丧失了其意义。所以，爱对于我们来说，是让自己幸福，也是让自己变得更加有力量，同样也会让另一个人变得幸福和有力量。爱是一种生产爱的能力，会给予自己生命力，也是在用自己的生命力和全身的爱的能力去激发和引导另一个人爱的能力。

爱情就是在这种爱的能量中相互滋养彼此的。

正如同爱尔兰诗人罗伊·克里夫特那首著名的诗——《爱》所云：

我爱你，

不光因为你的样子，

还因为和你在一起时我的样子；

我爱你，

不光因为你为我而做的事，

185

还因为为了你我能做成的事；

我爱你，

因为你能唤出我最真的那部分……

所以，爱情是两人相互滋养、灌溉、陪伴，从幼稚逐渐走向成熟和独立的过程，同时爱情是个体在独立和成熟的过程中获取力量抵抗命运波澜的信仰。这种信仰推动着个人和社会不断向前。你可能会好奇地问，这种爱的力量源自哪里？

答案是——性。

2. 性是爱的源力

爱的本质就是性，因为人类的文化都羞于谈性，所以谈爱。爱是性的文化，爱情是性的艺术表达。所以，如果你相信爱的力量，那么你就会看到性的力量。这种力量无论是在个人层面还是在社会层面都深深地影响着我们的生活。

抛开性，只谈爱，是人类的虚伪。那么性的力量源泉是什么呢？

答案是——权力（power）。

奥斯卡·王尔德曾经在一封书信里写道：

Everything in the world is about sex except sex.

Sex is about power.

世界万物都是关于性的，除了性。性是关于权力的。

从生物进化的角度来看，人类一直在通过各种斗争来获取交配权。爱情的本质是性，性的动力是权力。那么对于爱情和权力来说，什么是最重要的呢？

我的答案是自由 (Freedom)。

3. 爱的自由与责任

首先，爱情世界里是没有限制、没有控制的，是自由的流动，是自愿的。

李银河说："人生在世，有多种价值供人选择，自由、平等、博爱、健康、快乐、幸福，比来比去，我最钟爱的还是自由。"

自由对于一个成年人来说，不是随心所欲、肆无忌惮的性自由，而是有选择、有拒绝、有边界、有原则的生活。

很多人看到自由，特别是当自由和性这个词在一起的时候，很害怕、很担心，忍不住想到性开放、淫乱等。事实上，他们并没有理解自由的真谛。

在我看来，人生的自由背后，隐藏着一个人的自律，这种自律是对自己人生的掌握，对自己内在的要求，对自己欲望的控制。

正如哲学家康德所说："所谓自由，不是随心所欲，而是自我主宰。"再简单一点说，**自由就是我想不干什么就不干什么。**

自由的性是我有权利决定我用什么样的方式对待自己的身体和情欲，不会横遭干涉和指责。我有自我约束的能力，而不是你以爱之名来约束我。

所以，对于我爱的人，我希望她是自由的。

如果她不想要孩子，那么我们可以选择丁克，不必接受父母的逼迫。

她可以工作，亦可以做全职太太，没有人会逼她生二胎。

换个角度讲，这种自由在爱情里是对等的。

总之，我想说，"我爱你，你我都是自由的，我们可以按照共同的意愿活成我们想要的样子。"

事实上，自由是一个人自我人格的完善过程。爱情里的自由是信任、沟通、尊重；社会文化里的自由是一种美。人要获得幸福，自由地做选择并对选择负责，是必要的品质。

这也就是为什么匈牙利诗人裴多菲会说：

生命诚可贵，
爱情价更高。
若为自由故，
二者皆可抛。

所以，我是爱你的，你是自由的。请珍惜并记得，我给了你最珍贵的权利叫作自由。自由是一种爱，同时赋予自由的权利的背后也意味着责任和义务。我们在和伴侣相处的时候要时刻意识到自己和伴侣都是自由的灵魂。我们是以信任之心不限制对方的自由，又以珍惜之心不滥用自己的自由。

我喜欢自由带来的力量感，也强调成年人要为自己的行为和选择负责。

至于在具体的问题上怎么做选择？我是爱你的，你是自由的。你自己选择，自己负责。

如果要我再补充一句，我想提醒你："自由应是一个能使自己变得更好的机会。"（加缪）

三、融合是暂时的，保持边界感

爱，无疑是促进一个人从母体共生到完全独立的一种力量。这种力量贯穿我们一生，年少时来自父母，长大后来自恋爱。爱情被人们歌颂和渴望，大抵是因为如此吧。哪个少年不想拥有一种力量，可以使得自己在人生的江湖上游刃有余。

每个人都是一个相对独立的个体，很多人都渴望成为相对独立的个体。如果他足够独立，那么他有他的原则，他有他的边界。爱情的发生是促进两个个体产生关系并到达相互融合的状态。举个例子来说，性关系就是一种极致的融合状态。它使得两个人的身体距离变成一个负数，你中有我，我中有你。

即使曾经的距离变成负数，最后两个人还是会变成一个分离的状态，因为人没有办法永久地和另外一个人合体。在亲密关系里，我们通常都会打破自己的边界，去跟另外一个人融合。但事实上，我们也需要学会去拒绝另外一个人，在某些时候保持独立的边界。首先我们自己要有边界感，在有些事上我们有自己的原则，**有时候你需要忠诚的不是你的伴侣，更多时候是你跟自己的约定。**

所以，我理想的性爱观是两个逐渐成熟并且独立的个体有边界地依赖和共存。其实成熟、独立的个体就是有边界的。之所以要强调成熟很重要，是因为我们在爱情中极度不成熟，成熟都在路上。共存是一种状态，是融合的、阴阳的、流动的，你中有我，我中有你。

如何做到独立、有边界的共存呢？我认为答案是不含敌意的坚决，不带诱惑的深情——这是自体心理学家科胡特的名言，很好地诠释了这一点。

这句话是他在论述一个人人格的成熟来自父母如何回应孩子的需求时提出的一个"理想化"的状态。而一个人的爱情体验恰好又是一个人童年经验的投射。所以这个理想化的亲子关系，同样适用于亲密关系。

"不含敌意的坚决"就是我们保持个体独立最好的做法。坚决是一种在自由、平等、温暖、宽松、安全的环境中的表达，没有敌意，没有控制，没有伤害，没有威胁。用鲜明且坚定的态度传递的不仅是观点，更多的是行为的意义。这种感觉在心理咨询里面有一个优美的词叫作抱持。这里的坚决不仅是一种拒绝，还是一个稳定的客体存在，他稳定、坚持，可以信任，始终像一个自己信任的人陪在自己身边。

有的时候，他稳定的存在就是一种安全感——你在就好。

"不含敌意的坚决"在具体行为方面的指导可以是关于如何拒绝的。在我们的亲密关系里面可能会看到，一些人会向对方"自私的要求"妥协，但实际上这不是长久之计，因为每次妥协只会让你的亲密关系耗竭，你没有办法去滋养自己和对方，而只有勇敢地拒绝，才能让对方真正理解你、尊重你。你需要把对方那种自私的要求，变成一种他对你的合理请求，同时让他意识到，你这么做是出于一种爱意的流动，出于爱自己，也是爱他。

如此，你会拥有自己的边界感、意识感，对方也会更好地理解你、尊重你。因为你是一个独立的个体，没有人有资格告诉你该如何生活。我个人对这种不含敌意的坚决的理解，是他坚守的、他拒绝的理由，更多的是因为自己，而不是因为对方。

"不带诱惑的深情"——我个人的理解，是那种最原始的、无条件的爱，不讨价还价，没有任何污染，不附带任何条件。它是时刻流露温暖的一双眼睛，关注但不以获得为目的，付出而不求回报这是非常难的。事实上，生活中所有的深情都是有条件的、有代价的，而理想的深情是不带有诱惑。

爱就是爱。

因为爱一个人要付出、要给予，很多人可以做到不追求回报，但是会追求一种平衡感——想要能够得到回应或者感谢。而事实上，我们可能什么都得不到。"不带诱惑的深情"，换句话理解，叫作无条件的爱。其实爱一个人真的不需要条件，它是没有道理的，也没有什么理由。**你就是爱他，这和他没有多大关系，这是你自己的世界，你选择了爱他。你爱他，是爱他本来的样子，而不是你理想的样子。**

"不带诱惑的深情"是一种陪伴。爱是需要陪伴的，要用你生命里唯一也是最贵的东西做交换，那就是你的时间。必须花时间给予高质量的陪伴，5分钟投入的有情感链接的深入沟通，好过24小时同住屋檐下、共枕眠的浅层交流。陪伴的接纳，不评判，放下假设、标签，就是用自己的生命去完全理解另一个生命的喜怒哀乐。另外一点，你的陪伴是稳定的，不是忽冷忽热的。如果没有稳定的陪伴，那么你的深情就是带着诱惑的。你诱惑我的人生必须做出改变，你才可以给我多一些的陪伴。

所谓陪伴是最深情的告白，大抵如此。

我理想的爱情观是独立、有边界的共存，具体的操作是不含敌意的坚决，不带诱惑的深情。

其实，诗人舒婷很早就曾描述过这样的状态：

我如果爱你——

绝不像攀援的凌霄花，

借你的高枝炫耀自己；

我如果爱你——

绝不学痴情的鸟儿，

为绿荫重复单调的歌曲；

也不止像泉源，

常年送来清凉的慰藉；

也不止像险峰，

增加你的高度，衬托你的威仪。

甚至日光，

甚至春雨。

不，这些都还不够！

我必须是你近旁的一株木棉，

作为树的形象和你站在一起。

根，紧握在地下；

叶，相触在云里。

每一阵风过，

我们都互相致意，

但没有人，

听懂我们的言语。

你有你的铜枝铁干，

像刀，像剑，也像戟；

我有我红硕的花朵，

像沉重的叹息，

又像英勇的火炬。

我们分担寒潮、风雷、霹雳；

我们共享雾霭、流岚、虹霓。

仿佛永远分离，

却又终身相依。

这才是伟大的爱情，

坚贞就在这里：

爱——

不仅爱你伟岸的身躯，

也爱你坚持的位置，

足下的土地。

1. 如果你处在一段高质量的亲密关系中，那么你能感受到彼此流动的爱意对彼此生命的滋养。

2. 我是爱你的，你是自由的。自由的背后是自律，爱一个人同样需要自律，需要责任和义务，需要向更好的方向发展。

3. 学会掌握爱的五种语言，不断地实践爱的理论，掌握爱的艺术。

4. 恋爱不仅仅是相互依赖，更多的是独立又共存的，可以有依赖，但更多的时候还是需要自己一个人面对。

5. 爱一个人，是自我完善和自我成长之路，是英雄的旅程，是邀请伴侣共同成长，而非要求伴侣成长。

6. 推荐阅读罗素的《幸福婚姻与性》，这是哲学家罗素关于性、爱情、婚姻的经典论著。

第八章
应对爱情中的三大难题

　　方法总比困难多，没有人的爱情是一帆风顺的，没有人收获高质量的亲密关系可以不付出艰辛的努力。本章我们尝试用一些可行的有用的方法帮助大家处理亲密关系中的各种问题。这些问题的背后可能涉及人格的问题、沟通的问题等，但不管是什么问题，我们可以用积极的心态去看待它，去面对它——这就是我们成长的机会和挑战。

　　有些人会回避问题，表面上看问题没了，但可能会产生更严重的问题。所以，遇到问题不要怕，让我们掌握一些方法去慢慢应对。

一、没有安全感的人如何谈一场高质量的恋爱？

说起来有点久远了，我读研的时候，为了解决自己的爱情问题，在图书馆翻遍了几乎所有关于爱情科学实证研究类的书。我那时"迷信"科学，希望从书中找到关于爱情的答案。

时间对爱情到底产生了什么样的影响？明明开始相爱的人，为什么最后会不爱了？为什么爱情中的我们会觉得没有安全感？书看完了，还没熬过盛夏，我那段大学时期温馨浪漫的爱情就以失恋告终。而对我影响最深刻的关于爱情的理论是依恋理论。

1. 父母对儿女亲密关系的影响

依恋理论是指成年人关于爱情的选择和应对模式是童年跟自己父母依恋经验的投射。在母婴阶段，孩子和父母形成的密和持久的感情纽带，被称为依恋（Attachment）。人类的依恋主要有三种类型：安全型（Secure）、焦虑/矛盾型（Anxious/Ambivalent）、回避型（Avoidant）。决定一段亲密关系最重要的因素是人格中的依恋类型，它决定的内容包括爱情的质量和时间。不过，人的依恋类型不是固定不变的，它可以发生变化。

因为成人的依恋会影响人们的亲密关系，所以关于这一领域的研究非常多，争论也有。被写进教科书的相关结论有如下内容：

1）安全型的依恋在成人中的比例为 56% ~ 60%，他们的恋爱关系持续的时间为 10 年，质量和幸福感最强。

2）焦虑矛盾型的依恋在成人中的比例为 19% ~ 20%，他们的恋爱关系平均持续的时间为 5 年。他们的爱情体验大致会十分迷恋，又伴随着强烈的性吸引和嫉妒。那些动不动就喜欢说分手、表示没有安全感的就是这种类型。

3）回避型的依恋在成人中的比例为 23% ~ 25%，他们的恋爱关系平均持续时间约为 6 年。他们的感情体验往往是依赖、分离、大起大落。那些动不动就拉黑对方，实施冷暴力不联系的人大概就是这种类型。

给你举个简单的例子，让你了解这三种类型的人对同一件事情的处理方式的区别：

你和男朋友是异地恋，说好的每天睡前都会打电话互道晚安。有一天，你男朋友说要和好朋友去网吧玩游戏，回来就打电话给你，不会超过 12 点，让你困了就先睡。你说好的。而你等到了凌晨 1 点都没接到这个电话。此时——

作为一个安全型，你的想法是："好困啊，那你先玩着吧，老娘睡了。"

焦虑矛盾型的人会想："怎么还没打电话？都 1 点了？干什么去了？不是说给我打电话吗？不管玩什么，打个电话的时间都没有吗？是不是跟朋友去夜店了？是不是在和别的女生一起玩呢？我要不要给他打个电话？算了，凭什么呀，他说他给我打电话。不行！我先给他朋友打个电话，查一下……"

回避型的人会想：（自己正玩得高兴呢）电话？什么电话？或者已经睡着。

第二天一早，你男朋友的电话来了。

安全型："玩什么去了？"男友解释了昨晚多次团灭的经历，并告知太晚就没打了。安全型的人不觉得这个解释有问题，自己去忙了。

焦虑型：电话一响，火气全上来了（心跳加快），根本控制不住。"哦，现在想起打电话给我了？你去哪了？和谁在一起？哦……你一整夜就干这个了？哦……现在玩好了？终于想起来给我打电话了？我等你等到1点多。你不是说你要打电话吗？就打个电话的时间都没有是吗？"男朋友各种解释、保证，焦虑型的人开始心软。

回避型（哈欠——）："人家好困，你怎么这么早打电话来啊？啊？有事吗？知道了，不说了，我再睡一会儿。"

后期的研究集中在关于成人的依恋类型的测量，而且趋向认为分类不是绝对、统一的，而是区间化的，可能经历生活事件后会被激发出不同的表现。主要分为回避（avoidance of intimacy）和焦虑（anxiety about abandonment）两个维度，这两个维度的变化，形成四种依恋风格：

焦虑感和回避感都低的人，是安全型（Secure）；

焦虑感高、回避感低的人，是痴迷型（Preoccupied）；

焦虑感低、回避感高的人，是疏离型（Dismissing-

Avoidant）；

　　焦虑感和回避感都高的人，是恐惧型（Fearful-Avoidant）。

　　和安全型的人恋爱非常安心，他不担心别人会苛刻地对待自己，因而能积极快乐地寻求亲密、相互依赖的亲密关系。而其他三种类型的人充满焦虑和不安，容易在恋爱中如坐针毡：痴迷型的人渴望亲密接触，但害怕拒绝和失去，充满嫉妒和怀疑；疏离型的人并不担心被拒绝，却不喜欢亲密接触，容易让伴侣陷入一种焦虑情绪；至于恐惧型的人，则两者兼而有之，在亲密关系中坐立不安，又担心亲密关系不能长久。

　　当我们的爱情不在安全型的区间时，我们能做什么？

2. 如何提升我们的安全感？

　　爱情之所以奇妙，就在于：回避型的人觉得焦虑型的人有生命的活力，也十分依赖；焦虑型的人觉得回避型的人好冷酷、好洒脱。所以他们常常会相互吸引，彼此纠缠。而那些原本建立了安全型信任关系的人，随着时间的流逝和激素水平的下降，开始露出他们的人格特质，焦虑感上升，相互索取，伴随着攻击、猜疑、嫉妒，没有安全感。所以，很多爱情在最开始的100天是最开心和幸福的，因为他们的爱情在多巴胺和肾上腺素的双重作用下维持着信任和安全感。

　　如果爱情让我们陷入了相互猜疑、彼此否定，他的电话让你感到焦虑、烦躁甚至想逃避的情感体验，那么如果你们还想维持这段关系，就需要从中做一些调整。下面的内容可能对你有用。

理论上，要改变一个人依恋的模型，几乎只有三种方法，而且需要时间和耐心：1）和安全型的人谈恋爱，在互动模式中形成肯定的爱和被爱，相互珍惜和信任。2）找一个你信任的咨询师，和他探索和发现自我，在你们的共同努力下，不断更新你的意识，从而改变部分行为模式。3）自我成长。

自我成长有三个方向：

1）提升自尊，即让自己相信：自己是值得被爱、被尊重、被珍惜的；客观和相对理性的自我评价，整理出自己的优点和缺点，理性地看待自己；学会接纳自己和别人，努力先欣赏他人的优点再看到别人的错误和不足。同样用这样的方式爱自己，也同时用这套理论客观地看待你的伴侣。人没有所谓的优缺点，都是特点。

2）了解和表达自己情感的需求，设置自己的底线和原则。比如说，我需要你支持我、肯定我，没事你就夸夸我。如果对方也不是安全型的人，同样要求他这么做：在情感上，你需要我做什么？哪些事情是我不能做的，为什么？把每一个需求都相互澄清和解释。要知道理解别人的需求是很难的，这要求我们直接、坦诚，遵守游戏规则。

3）**安全感其实也不是伴侣能给的，是我们内在相信自己可以幸福，能随机应变。安全感的建立不是在一天形成的，它需要我们不断地自我巩固。而破坏安全感只需要一个异性的电话或一**

件让你失望的小事，所以这将可能是一条漫长的路。也许你会知道，爱情有多么考验一个人的人性。

就像弗洛姆在《爱的艺术》一书中想要告诉人们的一样：

"如果不努力发展自己的全部人格并以此达到一种创造倾向性，那么每种爱的试图都会失败；如果没有爱他人的能力，如果不能真正谦恭地、勇敢地、真诚地和有纪律地爱他人，那么人们在自己的爱情中也永远无法得到满足。"

关于安全感，其本质是一种我们内在是否相信自己会被人珍惜、会被人爱的感觉，这种感觉最早来源于我们和父母之间的体验。但是很遗憾，很多父母都是第一次当爸妈，有很多现实的问题，导致他们都没办法很好地爱孩子，或者爱的方式方法不正确。但也许正是这些不完美的地方，才给了我们继续自我成长和完善的机会。

面对在感情中没有安全感的自己，我们无须自责，在了解自己的需要，询问伴侣能否给自己安全感的同时，内心不断发展自己、滋养自己。慢慢地，你的安全感就会通过自己的自信和自尊而获得。

二、世界这么大，异地怎么办？

现代社会的交通、通讯都日益发达，但是异地恋还是酿成了很多让人绝望的悲剧。

有位女生带着强烈的负罪感，跟我说自己出轨了，由于男朋友长期不在身边，然后自己认识了一个男生，一起吃饭喝酒，聊聊人生，非常自然地发生了性关系，清醒过来后，虽然知道那个男生已经结婚且有孩子，但还是会想念他的陪伴和性，同时内心有愧于那个在远方的男朋友。

看到这样的投稿，我一方面能理解女生为什么这样做，也懂她为何煎熬，但另一方面有一个声音在问我：她男朋友怎么办？

所有的感情都需要面对外界的诱惑。只是异地恋让人们的借口和理由有更多可以为自己人性开脱的部分。无可厚非，人都是趋利的。

更多的问题还是发生在异地恋的两个人身上。

距离会让两人有怎样一种感受呢？我认为最贴切的说法是：我爱你，却给不了你要的陪伴。而实际上，**也许关怀与温暖常常鞭长莫及，但是冷漠与疏离却可以翻山越岭而来。**

1. 异地恋最重要的是创造条件见面，在一起

事实上，有多少异地恋的"见面再说"，变成了"日后再说"。我的粉丝曾经这样形容异地恋的情侣："每一次见面都是攒足了，憋够了，想疯了。那是干柴烈火，风卷残云，天翻地覆，不说一句话，所有的想念和激情全在炙热的肌肤上、火辣的眼神里。"

异地恋有时候就像约炮，如果你体验过异地恋，你就会知道在见面的那一瞬间，仿佛有一种陌生感，仿佛有一种假象。而这

种陌生感、假象，如果没有激情的一夜似乎无法消除。因为你永远触不到陌生人内心深处的东西。

陌生，是因为异地的恋人存在于你深深的脑海里，而非你真实的生活中，你构建了很多不存在的假象和美好。**所以异地恋也比许多爱情深刻、缠绵、刻骨，因为我们很多人在还没有真正爱上一个人之前，她们会爱上爱情这种东西。**而爱情，就是不能被真实地看到和触摸。

我自己也经历过异地恋，我认为异地恋除了要面对诱惑外，还要克服嫉妒。

我读研的时候有一个非常要好的异性朋友，那个时候，我的女朋友在距我千里之外的地方工作，异性朋友的男朋友在国外读博。

有一天，我们上完课后决定一起去吃麻辣烫。我问她要不要喝点啤酒，然后她说男朋友不让她和别的男生一起喝酒。于是我就一个人喝着啤酒吃着麻辣烫。后来不知道她是出于什么样的考虑还是要了一瓶啤酒。我能感受到她心情非常不好，但又不知道说什么。她说她只能喝一瓶。

像以前一样，吃完饭我们就在操场上散步聊天，我们聊着各自的爱情：多久没见面了，多久没联系了，多久没有做爱。大概是酒精的作用，说到这些的时候，她哭得稀里哗啦。她说非常想念她的男朋友。她给那个读博的男朋友找了各种理由——"很忙，要做实验，很累，所以没有联系我"，然后说"我也知道他很忙，很累，我也不想打扰他。可是我就是想找个人，陪我吃吃饭、聊聊天、散散步。"然后就止不住地哭。

我本能地想要去拥抱她。拥抱被我认为是安慰人的最好办法。但是她突然很清醒，然后狠狠地拒绝了我。

我突然就想到了我那个也在异地的女朋友，她是不是也会如此？于是我就给她打了个电话，大概意思是如果有人替我照顾你，我还是很欣慰的。她听了觉得莫名其妙，也非常生气，不知道我为什么打电话过来说这个。

我知道她不能理解我当时的心情。因为我看到了异地恋思念的痛，却毫无办法！因为我也正经历着，而现在我正看着这样的痛苦发生在我身边。

挂了电话，我做了件更大胆的事情。我借了女生的电话，然后拨通了她男朋友的电话。男人之间的对话非常简单："你女朋友想你想得哭了！"然后我就把电话递给她。我看着她离开我的视线，开始和她男朋友谈人生和理想，大约过了两个小时后破涕为笑。不过，据说她当时的男朋友过后一提到我依然很生气。然而，时间过了一年，我们的异地恋都没能撑到毕业就分手了。

对于异地恋的人来说，很多时候是无助的，当你需要有人在身边时他却不在。有人甚至更邪恶地认为：两个人的异地恋，四个人开心。

在我看来，异地恋只能是一种短暂的状态，异地不能是生活的常态，努力去双向奔赴才是爱情最好的样子。

所以，一段异地恋中的两个人要创造各种条件在一起，保持连接。

2. 嫉妒是异地恋的死敌，异地恋需要克服嫉妒

嫉妒生怀疑，怀疑生恨。爱恨纠缠，不愿意、舍不得放手的都是异地恋。

我有个高中同学，我们特别要好。她也有一段漫长的异地恋。有天她告诉我，她们单位有个男同事对她一往情深，一直对她很好，默默付出，非常关心她，然后今天那个男同事向她表白了。

我的朋友十分感动，但拒绝了他，原因是她有男朋友。虽然男朋友不在身边，但是她对那个男生没有什么感觉。她的问题是要不要跟男朋友讲一下这件事？

作为"专业人员"，又是朋友，我的回答相当"无耻"：姑娘，你终于遇到真爱了，你看人家多爱你，你看人家的表白多真诚啊！你们又是一个单位的，在一起，在一起！你只需要把这件事告诉你另朋友，他大概就会主动提出分手！你也找到真爱了，他也解脱了。"

我一边调侃，一边启发："姑娘，不告诉你男朋友你憋得住吗？像你这种单纯妹子，憋得了今晚，憋不住明晚。你要是想告诉他，就打电话给我吧，哥帮你顶着。告诉他的直接后果是你们马上分。他不是最近很忙，身体又不好，然后你们联系还很少，感情越来越平淡了吗？别再刺激他了。"

我朋友听了我"犀利"的分析之后，觉得好像是有那么点道理，但又觉得应该保持沉默。因为对于异地恋来说，其中的嫉妒和猜疑远比其他方式的爱情要重。

异地恋很辛苦，如果一件事说出来对你们的爱情无益，那就保持沉默吧。电话、文字的沟通让你永远看不到那个人的表情，据说用这样的方式沟通，你说的信息只能传达20%，因为另外的信息是需要通过眼神、表情和动作来沟通的。

三毛说过："爱情如果不落到穿衣、吃饭、睡觉、数钱这些实实在在的生活中去，是不会长久的。"真正的爱情，就是不紧张，就是可以在他面前无所顾忌地打嗝、放屁、挖耳朵、流鼻涕。真正爱你的人，就是那个你可以不洗脸、不梳头、不化妆就能见到的人。

爱情最终会回归生活，生活就是要在一起。异地恋不是件长远的事，的确很难处理，也很难维持长久。但是如果选择了异地恋，就请坚持，坚持创造条件在一起。爱不爱是一回事，能不能在一起是另一回事。

异地恋最怕没有在一起的希望，希望的灯不灭，爱还在，他就不离不弃。异地恋的人千万不要在电话里吵架、谈分手，一定要面对面，因为也许当你看见他说某句话时的表情，你就不忍心那样做了。

异地恋，需要克服孤独和寂寞，抵抗嫉妒，且行且珍惜。

三、如何和伴侣健康、有效地争吵？

"这个世界上，即使是最幸福的婚姻，一生中也会有 200 次离婚的念头和 50 次掐死对方的想法。"

——温格·朱莉

争吵，是亲密关系和婚姻中必备的调味剂。没有人在婚姻中不面对争吵。可是有的人越争吵越相爱，而有些人越争吵就会越渐行渐远。既然争吵无法避免，那么伴侣之间应该树立一种信念，那就是争吵是为了磨合彼此的需要，表达你我的期待，相互促进与改变，彼此贴近，让这段关系更加亲密。

杨绛和钱钟书先生在年轻的时候因为一个常用的法语单词 bon（好）的发音而闹得非常不愉快。那时他们准备去英国留学，杨绛认为钱钟书先生的发音过于乡音，钱先生表示不服，说了一些彼此伤害的话，后来找了法国人评判才停止了争吵。但这件小事让杨绛明白了一个让他们在日后相处融洽的道理——可以"各持异议，不必求同"。

这一点其实在关于孩子的教育上表现得非常明显。我们常常会要求伴侣按照自己认为对的方式教育，而实际上，允许"各持异议，不必求同"。比如我常常鼓励孩子勇敢、大胆，而我太太常常要求孩子谨言慎行。我常常会跟我太太说要鼓励孩子，而我太太的回复是"你教你的，我教我的，互不干涉，孩子是我们的"。

争吵也是一种沟通。伴侣之间的沟通通常可以分为三种模式：

1）建设性沟通——用适当的方式表达情感，在互相理解的前提下聚焦于问题讨论和问题解决。这种沟通能够相互促进彼此的理解和接纳，让双方感受到被爱和支持。所以幸福的婚姻常常是这种沟通模式。

2）要求/回避沟通——伴侣双方面临冲突时，其中某一方经常以强势的态度向另一方提出各种要求，试图控制整个沟通过程；而另一方以回避的态度拒绝回应，避免面对无法应对的各种要求。这种沟通方式常常在女性强势的伴侣关系中尤为明显，男人总是沉默不语。而男性越是沉默，女性就越愤怒和不满。长期处于这样的沟通模式中，女性总是感觉被忽视和指责，会陷入一种指责和回避的恶性循环。

3）双方回避沟通——伴侣双方在面临问题时谁都不理谁，都回避问题。没有勇气面对问题或者害怕争吵，所以彼此回避。这种情景的感受如同波伏娃的那句话："我厌倦了贞洁又郁闷的日子，又没有勇气过堕落的生活"——似乎没有力量去打破亲密关系中的这种僵局。

良好的婚姻都存在着大量的建设性沟通，伴侣双方在互相的自我表露中加深对彼此的好感，保持着对对方的喜欢。

我总结了一些我认为行之有效的方法，希望从行为上帮助大家更好地进行建设性的沟通：

1. 大家都是成年人，设立"沟通"规则

在爱情和婚姻里，人都会因为感性的作用而"无理取闹"，所以，如果有那么一个理性的规则存在，就可以时刻提醒大家去恰当地表达想法和感情，并聚焦一些问题。因此，你们可以协定自己的规则。比如我和我太太曾经设立了以下的规则：

为了睡眠和健康，所有的争吵不要超过晚上12点，可以约定明天的时间继续"争吵"。

坚决反对使用任何暴力，包括冷暴力。

不在争吵的时候说"离婚""分手"和"滚"这类伤害彼此关系的词。

不在争吵中使用"总是""每次"这类绝对化的词语。

争吵后不要分开睡，也不用性爱作为惩罚或奖赏工具。

需要说明的是，这些规则更多地是为了帮助我们在争吵非常激烈的时候按下暂停键，而不是一定要遵守这些刻板的规则，当然有些是底线和原则，必须坚持。

2. 争吵背后的心理需要

人们为什么会争吵，用歇斯底里的方式去告诉他人自己的观点和想法呢？通常这件事情的背后是，我们有心理需求没有被满足。举个例子，夏天的时候，我和太太会一起去买西瓜。每次买

西瓜，我太太希望让老板挑，而且让老板挑了之后，她每次都要当面把西瓜打开，看看西瓜是好还是坏。而我不一样，我对自己很自信喜欢自己挑，认为自己可以很好地分辨西瓜的好坏，也不需要让老板当面把西瓜切开，认为西瓜切开后不好拿。我们好几次都为如何挑选西瓜这件事情争吵。

一般来说，我如果挑到好瓜，问题就不会很大；一旦失手，我就会被当街数落，被骂得狗血淋头。当然我还是会辩解的。但我仔细想我为坚持自己的行为方式而跟太太争吵的背后的心理需要是什么。其实，对于我们来讲，大家共同的目标是买一个可口的西瓜，但我为什么要坚持自己挑选呢？

后来，我意识到我这样做根本的心理需要是被无条件地信任和接纳。我希望在伴侣面前我是全能的，是可以解决很多问题的，哪怕是挑选西瓜这种小事上，我也希望得到信任和支持。当然，我也明白太太的需要，她的需要就是可以用最快捷的方式买到一个好瓜，而老板挑的瓜老板要负责，为了避免不必要的麻烦，让老板挑是最好的方案。

明白了争吵背后的心理需要，自然就能够很好地去理解自己和对方了。这时候，直白的表达需要就很重要。我告诉我太太，我小的时候家里卖过西瓜，所以对挑西瓜很自信，我需要你的支持和信任。我太太表面上不以为然，但最后还是选择了信任我。她的心理需要是简单地、没有任何麻烦地挑选到一个好瓜。于是我们在买西瓜这件事上达成了共识：我先挑，她找老板确认就可以了。

我举这个例子是想说，人们争吵的背后其实都有着各种各样的心理需要，可能是期待被尊重、被看见、被信任、被接纳、被爱……**我们大声说的时候，一定有一个没有被满足的需要在背后。**所以，觉察自己，表达自己的需要。伴侣一旦理解了你的需要，她就会因为珍惜这段感情而满足你的需要。如此，争吵就变成了相互理解彼此的一种方式，而不是彼此伤害。

3.争吵结束后，别忘了进行情感修复

一般情况下，争吵都会有很激烈的情绪，所以常常会有一些伤害彼此的行为。这些伤害都需要事后修复。如果没有修复，可能日后裂痕还会潜伏在彼此的关系中。所以，我建议我们在争吵后依然去给对方一些肯定性的语言或者赞美。

有一次我又买到了一个不是很好的西瓜，而且没有当着老板的面打开，于是我被太太骂"很蠢"。

我想了想自己背后的渴望和心理需要，于是跟她说："我这么蠢，你知道是为什么吗？"

"为什么？"我那个已经暴怒的太太突然被我问蒙了。

"因为，找你做我的老婆，我已耗尽了一生的智慧，所以变蠢了。"

我太太被我逗笑了，然后说："不要以为你很幽默我就会原谅你。"

我说："是的，不求原谅，原来我还是很聪明的，现在越来越蠢了。"

后来，我们有梳理这样的事情，发现很多时候，生气都是因为对自己的某种状态不接纳，进而投射在伴侣身上。我不允许自己这样，也不会允许伴侣这样。比如我的太太，通常她生气的原因是她不能接受自己的失误，常常要求完美，当自己没处理好时就会自责。进而，她对我的要求也是这样。

对自己宽容一点，也会对伴侣宽容一些。如果你知道伴侣不是否定你，而是在否定他自己的时候，也许智慧的你就能跳出来，帮助他看到自己，接纳自己。

幽默也是解决争吵非常行之有效的方式，不回避争吵、会争吵、知进退、会道歉，这些背后都藏着一个人对这段关系的珍惜，也藏着他的智慧；不要说教，将心比心，共同的关系才是最重要的。

1. 虽然我们可以通过外在收获一定的安全感，但只有内在的安全感才能让我们在爱情中更加自由自在。

2. 爱情需要我们不断地完善自我，提高自尊，自爱，努力成为一个更成熟的个体。

3. 异地恋需要勇气，也需要克服孤独和嫉妒，还需要有在一起的决心和毅力。

4. 爱情是浪漫的，也是现实的。浪漫是它美的部分，现实是它残酷的部分，这两面性你都需要看到。

5. 爱情需要的东西太多，所以爱情并不常有，不要对爱情抱有过高的期待，除非你愿意花人生大部分的时间精力去追求它。

6. 不要回避争吵，要用更积极的方式去争吵，表达需要和尊重都是对这段感情的珍惜。

7. 推荐阅读李安妮的《灵性亲密关系》一书，作者非常真诚、坦荡地从自身经历和感悟出发，带你从灵性成长的视角去看待和理解爱情。

第三部分

性与爱的秘密

准备好面对
爱是艰难的
性是美好的

性爱具有一种不可思议的力量，它时常会颠覆一个人、改变一个人。通过性爱，人们能够发现迄今未知的自我，开拓一个崭新的自我。这，也是性爱的深奥绮丽和令人惊叹之处。

——［日］渡边淳一《男人这东西》

第九章
谈恋爱一定会遇到的性问题

在日本有两个极端：一个是纯纯的爱情电影，另一个是发达的成人色情行业。有的时候性爱就像对立面一样，然而在我们的生活中性与爱总是纠缠在一起的，所以，我不禁会想到底是爱需要性，还是性需要爱。

前面我们已经提到了爱从性中衍生而出的，爱是性的艺术表达。这是宏观的理解。如果落到现实的爱情生活中呢，如何区分性与爱的关系？

爱情建立在性吸引之上，但是要不要发生性关系？什么时候发生性关系？如果只有性吸引，是不是爱情呢？到底是应该先有爱还是先有性？

本章帮你梳理恋爱中的性问题。解决这些性问题，我们会离幸福更近一点。

一、谈恋爱多久发生性关系合适？

这个问题对于男性来说，似乎并不是什么问题，通常他们都希望越快越好。而女性通常都会很纠结——到底要不要上床？什么时候上床？特别是没有"临床经验"的女性。

首先我们来分析不同女性的心理。

1. 第一类女生：单纯的倔强

这种女生认定的事就会一条路走到黑。她们的欲望停留在偶像剧层面，要的是甜蜜浪漫爱情式的"性无能"，她们没什么性欲，不自慰，关于"性"的这扇门完全没打开。爱情和婚姻这么神圣、纯洁的事情怎么能和性这么"肮脏""下流"的事情扯到一起呢？

她们不明白，也不想明白。我曾经亲耳听到她们的讨论。作为"技术处女"，她们深知这个社会依然有着"性资源交换"理论，她们有着高深的口手方面的技术，理论上能够变幻各种姿势，但是她们就是保持着处子之身。保有那层膜的含义她们可能不懂，也可能知道，她们只是希望在不确定的未来，能有个人可以好好珍惜。

我想无论是哪一种情况，尊重她们的想法都是必要的。女性的身体和情欲都是她们自己的。

性行为的发生对于一段亲密关系是具有仪式感的，这不分性别。但是对于女性来说，把它当作"贞操"或者"纯洁"，这无疑是男权社会文化视角下的枷锁。然而这一枷锁反过来也束缚了男性自己，也不一定对这段关系有正面意义。

第一类女生"很傻很天真"，只要你表现出要娶她，能给她幸福快乐的未来，她就愿意全身心地付出。在爱情至上的世界里，你只需要用心营造浪漫的感觉，爱她多一点，有勇气和她在一起，就敢给她披上嫁衣。事实上，这样的爱情，当年有多开心、多单纯，未来就有多危险，如果不经历世事沧桑，最后分手时，失去最多的、哭得最惨的也大概是这类女人。

对于男性来说，如果你遇到这样的女孩子，如果你爱她，你给她一颗糖，她会给你一座糖果屋；你给她一个苹果，她会给你整棵苹果树，最后是一整片水果林；你给她一份真挚的爱，她会给你一个家。然而你也要经历她的考验和她的觉醒，你才能真正地享受性爱的美好。

2. 第二类女生：世俗的精明

第二类女生我个人其实是很佩服的，是有一定社会阅历的精明姑娘，而且自我控制力超强，不为爱情、欲望所动，以目标为导向，知道自己要什么，下手果断，务实认真。对于这类女生来说，她们看准你的时候，你已经上钩了。你会深深爱上她们，甚至连分手都舍不得提，直到被踹，依然迷恋她的肉体和心机。很多男人都无法驾驭这样的女生，她可能是一匹野马，你随时都可能面临被劈腿的风险。

性、爱、婚三者的顺序，随着时代的发展在发生变化。在封建社会，大多数人是遵循"父母之命，媒妁之言"，先结婚，再发生性关系，至于爱情，那就看之后有没有了。中华人民共和国成立以后，浪漫主义爱情进入了空前的热潮。我们的父辈大多经历着先恋爱、再结婚，之后才有性生活。到了"90后"，很多人在结婚前就有性接触，甚至发生实质的性行为。恋爱，上床，性和谐再结婚，反而成为越来越多的年轻人的选择。那这种选择是对还是错呢？

对于性学家来说，也许没有对错，只有是否合适。对于一部分人来说，不发生性行为，直接进入亲密关系和婚姻是有风险的，因为如果婚后或者确定了关系之后才发现性生活有不可调和的矛盾，那个时候应该如何处理呢？毕竟很多人都认为性和谐在亲密关系中非常的重要。

无论一个女生是坚持婚前守贞，还是坚持必须有婚前性行为，都是可以理解和接受的。世界是多元的存在，尊重每个人的价值观是有必要的。爱情，就要求我们尊重和理解彼此。

年轻的时候，我将"为什么有些女性坚持不发生婚前性行为"这样一个问题抛给过性学泰斗阮芳赋先生。他说这个在性学中叫作"性执念"。就是说，有些人并不知道为什么要坚持某些原则，但是依然会坚持。甚至她们可以很好地批判这一观念，如果发生在别人身上一定是可以理解和接受的，但一旦发生在自己身上，则是不被允许的。这样的执念还有很多，有名的"处女情结"就是其一。

多年以后，我在咨询中发现很多人对于性都有各种各样的执念。**要改变一个人对于性的执念，最重要的不是去重塑她的性态度和观念，而是改变她对爱的需要和理解。**

例如，对于坚持婚前守贞的女性，你需要做的就是爱她、接纳她、包容她，给她安全感和守护感。其实那些坚持婚前守贞的人，只是内心需要一份坚实的情感后盾，作为激发核心性行为的强大动力。如果一味在性观念上进行说教和"引导"，只能适得其反。她可能会认为：

"你不能理解我！"

"你不能支持我！"

"你就是想和我啪啪啪！"

"你根本不知道尊重我的想法！"

改变性执念的方法就是，要有足够的耐心去爱她，让做爱变得水到渠成。爱，总不是说说就能感受到的，需要付出时间、耐心、行动。如果坚持不下去，分手也行，毕竟人海茫茫，总有人能和你性爱三观一致。我在多年的性教育过程中也遇到过"婚前守贞"的男性。所以无论男女，大家彼此尊重，多给对方一点空间，不要拿自己的价值观和生活方式要求别人。

但需要指出的是，婚前守贞也是有弊端的，比如婚后才发现性生活不和谐、性价值观不匹配等等。有些问题在恋爱阶段处理协调好，也许会更好，毕竟婚姻会涉及两个家庭，有时候还涉及孩子。

对于一些正在恋爱的人来说，什么时候发生性关系依然是一个问题。在我看来，**性爱的发生并不是以时间为标准，而是以恋爱的进程作为参考**。换个角度看，也许什么时候发生性关系对于一段亲密关系来说，都只是其中的一个阶段，关键是我们应该如何处理和应对接下来的事情。

有一些女性在第一次性爱的时候完全是被动的，是男朋友想要的。另外一些女性自己想要，但父母的话一直在耳边：女孩子要自爱。还有一些女性总是担心自己"破处"之后，男朋友不爱自己了怎么办？

在我看来，女生可以转换一下思维，认真地思考以下几个问题：

1）你感受到他的性吸引力了吗？你对他有性冲动吗？你想"占有"他吗？

2）你对他是怎样一种感觉？你们谈论过性这个话题吗？

3）发生性行为对你来说意味着什么？现在是最好的阶段吗？

4）你对和你发生性关系的人有什么要求？你希望他在什么情况下，在什么场景中，怎么做呢？

5）你的身体和心理都准备好了吗？如果出现了一些意外，你有准备好怎么应对吗？

好的性教育是把性行为的选择权交给拥有性权利的个人。如果你是成年人，你有权决定自己在什么时候，用什么方式，跟谁，以什么样的形式发生性关系。

微博上有一个女生问我："僧哥，有个问题纠结了很久，谈恋爱多久适合上床？求回复。"

我说："三天。"

一个不介意过去的昨天，

一个彼此珍惜的今天，

和一个不后悔的明天。

二、性是恋爱中的必需品吗？

巧是我同学介绍给我认识的一个女性朋友，那时她23岁。23年来，她连男人的手都没有碰过。她告诉我，她觉得做爱这件事"很脏"。她过来找我，是因为她半年前有了第一个男朋友。他们是这样约会的：吃饭，聊天，看电影，逛街。逛街可以牵手，但止于拥抱。接吻试过了，最多是四片嘴唇相接，不能伸舌头。她说那很脏。

文爱[①]？视频性爱？她也做不到。她有性幻想，但不会和男朋友说。她说："感情之中有了性，就不纯粹了。我会觉得他是

———————————

① 文爱：即用文字做爱的意思，通过双方文字描述和挑逗达到释放自己性需要的目的。

为了我的身体才和我在一起的。"男朋友说这样下去他会受不了而分手的。她的反应是"果然被我说中了，男人只想要性"。

巧对我强调，她真的很爱她的男朋友，她可以给出一切，唯有性，她做不到。

"如果我们之间没有性爱，你是否还爱我？"巧问对方。

对方说："爱！"斩钉截铁，还信誓旦旦。

而根据我的工作经验，我可以负责任地说："就算爱，也很难长久。"

因为爱情的本质就是性。如果性没有了，爱情也不会存在了。

可是，人们不是总崇尚着"柏拉图式的爱情"吗？爱情只有灵魂，没有肉体，多纯洁啊！难道这样的爱情不存在吗？

要我说，你们只知其一，不知其二。

柏拉图式的爱情，本意是指成年男性与美少男的爱情，而且这也是包含肉欲的，后来被人们断章取义地理解为"纯精神上的爱恋"。

也就是说，所谓的"柏拉图式的爱情"，还真的是不存在的。

再明确一次：没有"纯洁"的爱情，爱情就是必须灵肉合一的。

爱上一个人，就会对他有性欲，这是天经地义的。

既然如此，那么为什么巧会觉得做爱是件肮脏的事呢？

据我所知，有这样想法的人不止她一个，很多人都会有这种想法。

脏，专业的说法叫作"污名化"。

参与性爱的器官包括阴茎、阴道、会阴等，生物学上的脏可以理解为微生物多。如果你做个简单的生物实验，用面签蘸取阴茎或口腔表面皮肤，涂在附有营养液的培养皿上，48 小时以后，你去数上面的菌落数，你会发现阴茎上的细菌并没有比口腔的细菌多，甚至比人的手还干净。

所以，我们常常说的脏，不是生物学上的不干净，而是一个社会价值的评价标准，简单地说，就是"恶心的""不道德的"。我还听有人说过，说下体是丑恶的，性就是罪恶淫乱的。印象最深刻的，是老一辈总说"月经是带来灾难的"。

然而这其实是文化认知的问题。阴道为什么不可以是"生命的通道"呢？性爱为什么不是"快乐的泉源"呢？

如果你恰好遇到一个像巧这样的觉得性爱很肮脏的女性，你要怎么办呢？

首先，我们要接纳。因为形成这样的观念并不是她的错，很有可能是因为她生活在一个非常传统、保守、有洁癖的家庭，后天的文化造成了她这样的认知。接纳她比让她改变有力量。心理学家罗杰斯说过，有一种悖论，就是当你开始接纳的时候，改变就恰好发生。

其次，让她感受到性爱的美好。性爱是自然的、美好的，接受她能尝试的部分，比如最简单的牵手、拥抱。

别小看深情的凝视、牵手和拥抱，这也是一种边缘性行为。

人类的皮肤是我们最大的性器官。

你牵着她的手，充满爱意地抚摸她的手，时轻时重地揉捏、十指紧扣……这就非常具有性挑逗。假以时日，我相信她会慢慢解下武装的。

重点在于，你一定要非常有耐心地融化她冰冷的心，尽量给她美好的体验。而这些美好的体验，会逐渐融化她固有的观念。

其实跟性有关的价值观没有对错之分。如果巧找的伴侣也恰好觉得性爱可有可无，那么他们的性观念匹配，他们可能生活得很愉快。但大部分人不会这么幸运，他们极大可能遇到一个觉得性爱不可或缺的人。这个时候你会发现你们的矛盾会越来越深，一个人欲求不满，一个人满不在乎，大家都不能相互理解和支持，最后都是相互埋怨和指责——这日子就没法过了。

情如饮水，冷暖自知。所以那些看上去好的，不一定真的好。性是非常隐私、非常个性化的，而且还存在很多的变化。

巧就是认识我以后开始有了各种各样的变化。我的微博、文章对于她来说是一个新的世界。

对于我来说，性既是我的研究对象，又是生活中的一道精神食粮。但有很多人问，一辈子不吃这道美味的精神食粮，不可以吗？

我说当然可以。不过，我很好奇为什么要浪费感受美好的机会呢？同时，缺乏性爱也并不是件好事。心理学家弗洛伊德曾警告说：禁欲对身体是有害的，严重的男女都会出现神经症的病状。如果你想身心健康，那么你应该吃性爱这顿大餐。

人生须臾，你应该尽可能按照自己喜欢的生活方式去生活，没有人能逼你做什么，你也不必按照别人的方式去生活。作为一个性教育工作者，对于成年人，我鼓励大家去享受性的愉悦，因为性给我们的生命增加了亲密和活力的部分，我们唯一需要注意的是安全，要健康地享受性。

爱情会激发我们对性爱的渴望。我能断定巧是渴望但又害怕性爱。几乎没有人不想跟自己深爱的人性爱，除非他是"无性恋"。但这样的情况极少见，它是指一些不具有性欲望或者宣称自己没有性取向的人，即不会对男性或女性任一性别表现出性欲望。简单来说，就是"缺乏性冲动"。

从人类性行为的多元化的角度来看，"无性恋"确实是可能存在的，但也是极少数。有学者调查发现，无性恋占全球人口的1%，有7000多万。

三年后，26岁的巧结婚了。结婚前，她给我留言，邀请我参加她的婚礼。她说："感谢老天让我认识你，是你让我对性有了新的认识，改变了我的看法。现在看来，那个时候，我傻得很可爱。你能来参加我的婚礼吗？但请不要告诉别人你是做性教育的好吗？"

我十分感动，然后拒绝了她。我现在走到哪里都会大大方方地告诉别人我是做什么的，因为我知道，我的工作会让很多人收获幸福。

三、难道他只爱我的身体，对我有趣的灵魂没有兴趣吗？

在性的问题上，我们发现男性似乎对性更感兴趣，女性似乎更关注情感。当一个男人关注性的时候，女人就会心生疑虑："难道他只爱我的肉体，对我有趣的灵魂没有兴趣吗？万一我年老色衰，他是不是就会离开我？"

有一位年轻的女孩子问我："我 20 岁，他追的我。在一起没多久后，他就提出啪啪啪，虽然还没那么喜欢他，但还是心软，给了我的第一次。后来我们之间的话题就离不开啪啪啪之类的，似乎除了啪啪啪，没别的可以聊。能看出来他挺喜欢我的，但是也没必要这么色情吧，什么话题都能最终拐到那方面。他还经常在网上看情趣内衣，给我发穿那种衣服的淘宝卖家妹子的照片，很想让我穿情趣内衣。天天都想啪！我实在受不了。我几乎想象不到，如果我一开始没有答应啪啪啪，我们之间能聊什么。我搞不懂，他和我在一起就是为了做爱吗？唉，都怪我当初答应得太草率了。"

我想，这个女生问的问题也是很多人想问的问题。

首先，我们来搞清楚：男人除了啪啪啪，真的没别的可以聊？

从某方面来说，是的。2011 年美国畅销书排行榜上有一本"无字天书"——《男人脑子里除了性还在想什么》，这本书由 39 岁毕业于牛津大学的作家、表演家赛莫夫（Simove）"创作"，售价折合人民币 120 元。200 多页的书，除了封面的标题，正文一个字都没有。这恰好反映了男人的脑子里除了性，真的没有其他的内容。

这对于很多女性来说很困扰。很多男人开口闭口都是性，其目的是想跟女方有点暧昧的色彩。而这种行为对于很多女性来说是一种"侮辱"——"难道我对于你而言，就是满足欲望吗？"很多女性希望能跟伴侣聊聊爱好、电影、书籍等，难道男性就没有这些爱好吗？当然是有的，但是对这些内容的兴趣程度，往往都是排在"性满足"之后。毕竟对男人来说，有什么内容能比性更有趣呢？

但是爱一个人，一定会体贴对方。所以，如果女生不喜欢讲这些，真正爱她的男生，就会想要克制自己的性欲望，而不会得寸进尺地反复聊这些话题。如果他这么做了，只有三种解释——要么情商不高，不知道要体贴对方；要么在这份感情里过于肆无忌惮；还有一个可能是，根本不爱，或者最多是喜欢。

那女生爱这个男生，是不是就要"体贴对方"？配合对方讲这些自己不喜欢的话题？当然不是。你尊重对方有表达自己的权利，但你也要维护自己"不做不喜欢的事"的权利。你不必为了"体贴对方"而做自己不喜欢的事。

对于女性来说，男性对你有这方面的欲望和想法，这是你们关系的一个阶段，一般都出现在恋爱的前半年。事实上，关于性的问题，你们也需要好好地聊一聊，包括性观念、性偏好，对婚前性行为、出轨的看法，等等。

当然，你可能不想聊这些，想聊点别的。那么你完全可以告诉他你不想说这个，也不想聊这个。当他聊的时候，不给他任何回应和反馈。他觉得无趣，自然就不会聊了。

你也可以主动问问他的兴趣爱好，分享自己的观点，看看他的回应。

至于"他和我在一起就是为了做爱？"这个问题，你可以反过来看，**如果一个男人跟你在一起，不是为了跟你做爱，那是为了什么呢？做爱，本来就是你们爱情的一部分。**

是的，性行为是爱情的一部分。但也有很多东西都在床下。如果一个男人只为了跟你做爱，把你当性爱工具，不珍惜你、不尊重你，不和你分享生活的喜怒哀乐，那么他就是把你当作玩具一样对待，你也完全不能感受到爱。在这样的情况下，你可以果断分手。

再换个角度来想，假如一个男性认识你、追求你，却一点性爱的意思或者想法都没有，你会不会怀疑他的性取向或者性能力呢？有些女生甚至会怀疑自己的性魅力——是不是我太丑，所以他完全没感觉？一个男人在自己喜爱的女人面前没有任何性冲动或者想法，说明这个男人在这段关系中比较压抑，处在比较弱势的位置。他害怕他的性冲动或者性要求会伤害到你，让他失去这段关系。这种情况有时候和爱不爱你关系并不大，而是这个人性格背后的懦弱和自卑导致的。

性爱是区别友谊和爱情的重要标志。很多女性由于受到了传统文化的影响，对于性的看法和认知比较负面，总有肮脏、不洁的想法，对于自己的情欲不接纳。这种不接纳也会影响恋爱中两个人的情欲表达，使得感情面临冲突和矛盾。而且通常年轻的男女都在这个问题上不能相互理解。因为在男性的世界，征服女性和爱人上床是"势在必行""天经地义"的事情。

性爱也是需要磨合的，没有两个人一开始就会"性福"。男性有这样的想法，很正常，女性要做的是评估自己的欲望，判断自己有没有这样的冲动和想法；在自己没有欲望的时候，如何温柔而坚定、不带敌意地拒绝对方。女性也可以借此看看，当你拒绝对方的时候，他是否能够尊重你。

一个真正爱你的男人，他会尊重你，他会收敛他的欲望，他会克制自己。如果他知道你不喜欢聊性，虽然极力克制，但依然露出马脚，而你看透了这一切，依然觉得这个男人真实可爱。这时候，至于要不要"给"他，由你自己决定——要是他的可爱，还没有到你想"给"他的地步，那就别"给"。

如果案例中的情侣当初不发生性关系，也许男生会收敛一些。因为对于很多男性来说，跟一个女人做爱，意味着"我完全占有了你、拥有了你"，他在这段关系中就处于主导地位。"没上床"时，男性需要付出更多和更好的耐心，某种程度上也在考验一个男人对这段感情的投入程度。当他耗光了自己的耐心，依然没有得到自己想要的性生活的时候，他可能就会选择分手。因为站在他的角度来看，如果别人可以简单、快速地满足他，他为什么不离开你？

所以，我通常都会建议女性多多考虑自己的感受，比如问问自己有没有做爱的冲动和想法，不要把自己的情欲当作爱情的祭献，也不要用性行为去要挟一段关系。

恋爱是要谈的，这个过程有的时候是一段痛并快乐的旅程，涉及两个人的权力斗争。好的感情能够达到一种权利平衡。如果你一开始就害怕分手，说明你一开始就没有安全感。

有人说"喜欢才会去占有，真爱都在克制"。在我看来，这是相对的。我常说"我是爱你的，你是自由的"。这句话的意思是，一方面我爱你带有占有你的欲望，另一方面承认和接纳你的自由，也是我爱你的自我克制。

真爱一定带有占有的部分，这是人性的贪婪和自私决定的。

真爱一定带有克制的部分，这是人性的尊严和善意决定的。

真正爱一个人，既要考虑自己又要考虑对方。成熟的爱和幼稚的爱的不同点是，前者会兼顾两个人，而后者只会考虑一个人。

弗洛姆说：不成熟的、幼稚的爱是"我爱你，因为我需要你"。在这类爱里，以我自己的需要为主。还有一类不成熟的爱是一种自我牺牲、自我感动式的爱，这种爱的本质也是一种自我需要，没有考虑对方。而成熟的爱是"我需要你，因为我爱你"——我需要你，是我人性中的自私和贪婪想要占有你，但我不强迫你，我爱你是我带着人性的尊严和善意，自我克制的一面。

那么什么情况下才能判断一个人是真的爱你呢？

简单来说，就是跟你契合的才是真爱。

当你想跟他做爱，而他欲望蓬勃，也想跟你做爱，你们干柴烈火，如胶似漆；当你还没有准备好，他克制他的欲望，理解你的处境，尊重你的选择——这样的才是真爱。

也就是他能够真的理解你，会根据你的情况调整自己的性欲表达，不给你造成很大的压力又能自洽，这样的是真爱，而且是一种相对成熟的爱。

他懂你的欲拒还迎，他也懂你的不要是真的不要。

你一个眼神，他就把自己洗干净，躺在床上等你。

你一个动作，他就知道你今天兴趣不大，他不强迫你，也自得其乐。

他总是想占有，也总是在克制，照顾自己，也考虑亲爱的你。

当你有一种找到真爱的感觉时，那就是一段高质量的恋爱关系。而此时性爱就在你们的恋爱关系里充当着连接你们的绳子。

好的恋爱关系，就像两个人如拔河般一起拉一根绳子，都用着同样的力量。如果你感觉你的伴侣没那么用力，那么你要做的不是继续用力，而是缓慢地放手，直到彼此的力量相当。这才是势均力敌的爱情。

性就是这根绳子，连接着彼此。在确定的关系中，我们会比较有安全感；在不确定的人身上，我们会很惶恐，因为不知道对方什么时候拉绳子，什么时候放手，而用力过猛的我们一旦遭遇对方的放手，就会踉跄跌倒，狼狈不堪。

正确的做法是，两个人相互拉拉绳子，彼此感受一下力道，沟通一下规则，然后再同时用差不多的力拉着性爱这根绳子，一起奔向命运的洪流。有的时候彼此都拉得很紧，有的时候彼此都拉得很松。

在一段好的关系中，双方总是协调一致的，这个绳子的状态就呈现了你们的情感状态。所以，谈恋爱是相信自己的感觉，感受你和他的状态，相信自己的选择和判断，在爱的时候试探性地和对方一起拉动绳子，而在不爱的时候就和对方一起放下这根绳子。

1.性吸引是爱情的基石，不要害怕性、拒绝性，而是接受性、感受性。

2.在一起多久适合发生性关系并没有统一的标准，做好准备，也要注重感觉，关键是发生了关系之后如何处理和应对。

3.性是爱的起点，并贯穿在爱情的生命之中。它像野马，需要驯服，需要调教，当你懂、尊重它，它会为你的爱情服务。

4.性并非洪水猛兽，当你认识它、了解它，它就会为爱助力。性不一定需要爱，但爱一定需要性。

5.好的恋爱一定是具有性吸引的，它是两性关系中的一种张力。相互尊重、接纳并包容你和伴侣的性，是恋爱的一部分。

6.推荐阅读埃丝特·佩瑞尔的《亲密陷阱：爱、欲望与平衡艺术》一书。这本书将告诉你，好的亲密关系一半是性，一半是爱，而性与爱之间的矛盾在于，前者需要空间，而后者需要紧密的连接，所以好的亲密关系是需要平衡性与爱的艺术。

第十章
人类本能是"性爱合一"
还是"性爱分离"?

在我看来,性和爱是分不开的。但在大众的话语体系中,性和爱常常会被分开讨论。这种讨论会帮我们更好地看待性和爱,但也容易让我们陷入思维的陷阱,就是简单粗暴地认为性与爱能够像黑豆和红豆那样一分为二。

讨论性与爱分离是为了更好地融合,因为一个人性爱分离意味着身心分离,这是隔离的,不真实的,防御的。没有人能在性爱分离上获得长久的满足,女人不行,男人也不行。现代社会有性爱分离的趋势,但这体现的并不是性的开放,而是性的迷茫。在"性革命"的大背景之下,浮躁、缺乏真诚和耐心的两性关系让很多人迷失了自我,找不到自己真正需要的东西。

本章帮你思考这个问题,希望你多一个选择。

一、男人可以性爱分离？女人做不到？

34 岁的小麦结束了一段 10 年的关系，然后开始独自旅行。旅行的最后一天，她和一个刚认识的男人上了床。这是她第一次试着性爱分离。那一夜是快乐的、激情的、销魂的，让她似乎找到了青春的感觉，都忘了自己结过婚、已有孩子。

可是，她失败了。和男人分开以后，小麦莫名地想念他，继而失落、难受。在分开后的三个月里，她克制着情感和悸动。作为一个成年人，她清醒地知道自己不应该打扰、纠缠对方，但是她做不到。她依然会想方设法找他聊天，只是他总是很忙，很冷淡，只有在有性需求的时候才会热情。

小麦问我："为什么上天要让女人性爱合一？我好痛苦！我好想可以和男人一样，性爱分离……"

这不只是小麦的问题。我从事人类性学工作以来，这是被人追问得最多的问题之一。

"老师，性爱可以分离吗？为什么男人可以把两者分开？女人却分不开？"

小麦的结论是：女人的性爱是无法分离的，但男人真的可以！

事实真的是这样吗？

其实，我也认识挺多能做到"性爱分离"的姑娘，她们在开始性爱分离的时候很纠结，而后会有短暂的迷茫与失落，进而接纳，改变，顺其自然。床，上得来，下得去，不纠结，老娘开心最重要。

另一方面，一些男性朋友告诉我"和女性上床就是要负责"，他们也告诉我"不喜欢赤裸裸的性交，喜欢相互调情，能彼此交流"。他们异口同声地强调："如果只是肉体关系，那和自己撸又有什么差别？"

如此看来，"为什么男人可以性爱分离？女人却无法分离？"这个问题是个伪命题。其实，谁都可以性爱分开，也可以不分开。这和性别无关。

那么，"男人可以有性无爱，女人总是性爱合一"这个传言到底是从哪里来的呢？

答案是，这个传言是来自我们对性别的"刻板印象"，忽略了人性最真实的部分。不过这个刻板印象还是有生物学基础的。因为从演化学的角度来看，男人是天生的猎手，他们的生殖策略是到处播种，如此才有利于自己的基因繁衍，这样自然造成有性无爱。女人则相反，她们要忍受十月怀胎的艰辛，还要养育孩子，所以她们要找固定的归宿，自然会要求伴侣对自己有长久的支持和爱，要求性爱合一。

性别刻板印象，因为人们的耳濡目染，开始了它的代际传递，比如男人就是花花肠子，没有不偷腥的猫，男人就是下半身动物；女人总是感情至上，通向女人心的路通向阴道，女人总是先爱后性，等等。

现代社会的男人、女人已不再分工明显。避孕技术的革新以及医疗环境的改善，大大降低了女性生育的风险。

米勒教授在《亲密关系》这本书中，就讲到我们很多时候只关注男人、女人的生理差异，而忽略了他们人性的部分。你不妨回想一下自己性和爱的经验，不管你是男人还是女人，你肯定在某一刻是性爱分离的（例如自慰），也肯定会在某一刻追求性爱合一（例如恋爱）。我一直认为，无论是男人还是女人，首先都拥有相同的人性，然后才是性别差异，而且这些差异并不大。

人类本能到底是"性爱分离"还是"性爱合一"呢？要搞清楚答案，得先清楚这里的"性"和"爱"到底是什么意思。

"性"，肯定是指性行为了。但什么是"性行为"呢？

在学术领域，人类的性行为分为个体性行为（如自慰）和人际性行为。其中人际性行为包括三种：

边缘性性行为，如暗送秋波，脉脉传情，耳鬓厮磨，牵手，拥抱等。

过程性性行为，接吻，爱抚，生殖器的间接或直接的摩擦等，主要是为了激发性欲，为核心行为做的准备。

目的性行为/核心性行为：阴茎和阴道、口交、肛交等插入式的能够到达性高潮或射精的性行为。

这些行为都是带有感情成分的，即使不是在表达爱，那肯定也是在表达某种感情，甚至是恨或愤怒。

但是涉及亲密关系，性行为就是和爱密切相关，哪怕性行为只有短短几秒，哪怕只是电光石火地四目相对，哪怕只是自己在自慰，那也是爱，自慰是对自己的爱。

所以"性"是什么呢？就是"爱"的极致表达，即爱情。"爱情"本身就是由"性"和"感情"组成。没有"性"的"感情"，那只是友情。

理解了这些，那人类本能是性爱合一还是性爱分离，答案就不言自明了。

"爱"的成分里本来就有"性"，所以"性""爱"是分不开的。

性爱本为一体，"性爱分离"是社会文化构建的结果。很多人都认为"男性的性爱分离"是进步的表现，是自由又潇洒的。但在我看来，这没什么可自豪的，恰恰是一种"能力残疾"。

男人之所以被"养成"可以有性无爱，"情感隔离"是重要的原因。"情感隔离"就是把自己的情绪和感受隔离起来。我们常常教育男孩子"有泪不轻弹"，使得他们常常隔离和压抑自己的情绪，导致他们伤心、难过的时候不说，喜欢和爱的时候也逃避。

爱很多时候是一种情绪体验，男人在这种教养环境中更加熟练地掌握了这种隔离情绪体验——我们只要做爱，不要"感受爱"。这对女人来说就不那么容易了，因为她们的教养环境让她们想哭就哭，所以她们更多的时候情绪和感受是统一的。因此，要性爱分离时，女人往往需要一些挣扎，或者说"历练"。

看到这里，你肯定觉得，按你这么说，"性爱合一"比"性爱分离"要好，对吧？

这倒也未必。主要看你追求的是怎么样的人生。如果你只是要一个短期的快乐，那性爱分离的确是不错的选择。但是对于漫长的人生来说，**性爱合一是美好的融合和促进人格以及心智成熟的旅程**。所以如果你要我推荐哪一种方式，那一定是性爱合一。因为性很美好，爱很美好，性爱合一更美好。

最后，我想说，人类的性和爱是复杂的，绝对不只是"性爱分离"和"性爱合一"两种模式，而是一直在变动的，会随着人们的观念、生活环境和当下状况而调整。

恋爱是一个相互匹配的过程，我们每个人持有不同的性爱观，和我们当下的恋人进行匹配。人的价值观是很复杂的，可以说这个世界上没有性观念真正完全匹配的一对。当一个"性爱合一"观念的人爱上了一个"性爱分离"观念的人的时候，这是爱没错，但他们是不适合恋爱的。就好比你一直希望找一个工作稳定、下班按时回家的伴侣，却偏偏爱上一个流浪歌手，那你还要和这个歌手建立恋爱关系吗？

爱上谁都是可以的，但适合和什么人建立爱情关系，则需要我们用自律和成熟的心智去判断、选择，同时为我们的选择和恋爱负责，否则就会给自己带来无尽的痛苦，人生也会陷入求而不得的困境。

二、没有爱的性行为为何会让人感到极度空虚？

很多人都出现过这样的情况——为了性爱而性爱，最后都会感觉"身体被掏空"。有的女孩甚至会在做爱的时候莫名其妙地流泪，之后悔恨不已。

看似简单的性行为，背后其实扰动了很多情绪，比如空虚、寂寞、悔恨、伤感等。为什么性行为会扰动一个人的内在情绪？因为性行为是一个人非常私密、内在的行为，涉及个人的身体情欲、亲密关系、生活状态。这个内在行为一旦发生，会使得某些尘封的情绪、创伤、过往一一呈现，让人触景伤情，情不自已，各种情绪就容易浮现。

有个男生跟我说："和我大学同学上过几次床，我不喜欢她的个性，但是喜欢她的身体。她胸部大，声音也很好听。我每次做完都很后悔，发誓不再找她。可是，下一次冲动来时，又想到她的身体，又跑去找她……她也都答应。她如果不答应我也就算了。唉。

"虽然一次比一次觉得空虚，比自己打飞机更空虚，但是，和她做爱也比打飞机爽。对了，我是有女朋友的，交往三年了，也有性生活，但是老夫老妻了，你懂的。我和我女朋友做，还没有和她做得爽。但我想是不是因为新鲜感，所以和我同学做才比较爽？"

先回答他的问题：是不是因为新鲜感，所以他和同学做才比较爽？

新鲜感确实能带来冒险感和刺激感,这些感觉很多是感官的。这就像坐过山车,每到一个地方会有一种高潮的感觉,很爽,也很刺激。但是你想过如果天天让你这样玩,你会是什么感觉吗?

也许不玩的时候,你会想念;但常这样玩,你已经没什么快感了。

另外,性的魅力还跟人际关系有关,这个男生不喜欢他同学的个性,但他可能比较喜欢她答应和自己性爱的感觉。因为这对他来说,是一种信任,一种接纳,尤其这种接纳还来自一位身材姣好的异性。这会让他非常有成就感。也许这就是最吸引他的部分。

至于自己那"老夫老妻"的女朋友,他和她的性爱像是例行公事一样,对他来说没有挑战,也没有什么成就感,做爱是义务、是责任。这自然就不刺激,不爽了。

那么,除了新鲜感,做完爱感到空虚还有哪些原因?

其实,做完爱感到空虚非常重要的原因是我们不明白自己行为的意义,自己都不清楚自己为什么要这么做,但还是做了。不管做什么,人都需要找到做事的动机,比如你饿了,所以想去吃东西,东西很好吃,于是吃得有点多。

我们的行为需要一个看起来非常合乎常理、大家都能理解的动机。

这个男生在冲动的情况下就会想去找他同学,那个时候已经不是单纯的性欲了,而是一种很复杂和矛盾的感觉。所以,不能单纯地说是性欲驱使，而是某种"潜意识"让他做了这个选择。

人的行为常常是被潜意识所驱动，而非意识。也就是说，自己并不明白，却能隐约感受到一部分。心理学认为潜意识能够意识化，这是一种心理成长，当你成长了，你就会对自己多一点了解。

性行为后感觉到空虚，很大程度上是因为高潮带来的。这种感觉如同我们去蹦迪，狂欢散场后产生的一种落寞。和女朋友性爱也有高潮，你们有情感的交融、肉体的交流，这会让两个人的连接更加紧密。一个生命影响另一个生命，人的这种孤独和无助感会减弱。

快乐的体验终究是短暂的，性的愉悦也依旧如此，更何况我们的文化常常告诉我们要性爱合一，单纯的性行为和动物又有何异？带着这些意识以及背叛自己女朋友的愧疚，这个男生的自我感觉会非常糟糕，这种糟糕的体验就是空虚感。

心理学家弗洛伊德把人分为超我、自我、本我。"超我"是社会道德文化对一个人的塑造，"本我"是一个人动物性的代表。有性欲、想性交是"本我"在做决定。自己有女朋友，要克制，不应该做这种没有道德和不负责任的事情，这是"超我"在工作。而感到空虚的是"自我"，它脆弱得两个都无法控制。"本我"和"超我"一吵架，它就在一旁手足无措，感到迷茫和空虚。现实中的你就是"自我"，"自我"的迷茫是一个状态，它的痛苦常常是不能对本能妥协，也不能像"超我"那样自律。

你可能想问，"自我"应该怎么办？

我会建议你和这种感觉待在一起，去体验空虚给你带来的感觉，感受一下自己会心酸吗？会伤心吗？情绪没有好和坏，我们需要做的就是识别它，并和它好好相处。

空虚的本质是我们害怕"本我"和"超我"的争论。当我们认真倾听它们的诉求，接纳它们，尊重它们，就可以根据自己的情况，选择一个更想去的方向。**当我们明白了自己，我们的行为就会有意义，就不会再感到空虚和迷茫。**

做爱后感到空虚和爱不爱对方没有必然的联系。

空虚是一种来自自己身体的感觉，跟自己的关系比较大，至于爱不爱对方，是对方给我们的一种情绪体验，然后我们判定这种体验到底是不是爱。

有些男性在做爱前感觉自己是爱对方的，做爱后可能感觉自己是厌恶对方的，其本质是只想要对方的身体，并不想对这段关系负责。爱是性行为的合理化动机；而厌恶、不喜欢，又是离开这段关系的借口。

如果一个男人在做完爱后依然觉得爱对方，想和对方在一起，那么产生的这种依恋感是一种爱。正如米兰·昆德拉所说，跟一个女人做爱和跟一个女人睡觉，是两种截然不同的感情。

女性通常是在性爱前感觉喜欢对方，在性爱结束之后感觉自己爱对方。

同男性相似，喜欢会是性行为的基础，没有喜欢，女性很难说服自己跟一个男人发生性关系，因为从各种层面上来看都风险太高。而一旦发生了性爱，男女两性在性行为中都会释放多巴胺、去甲肾上腺素等一系列的化学物质，这些物质会把"喜欢"转化，让人产生强烈的依恋感，于是，你就感觉到爱。

爱一个人，跟另一个人给你的感觉是有关的。

无论你是爱一个人还是讨厌一个人，你都是喜欢或者讨厌他身上跟你相似的东西，比如你喜欢高学历、收入高的优秀男生，很有可能是你对自己也有学历和收入上的期待，但现实还未能达到，你把对自己的期待转到对象身上去了；又比如你讨厌一个男人自私、不上进、邋里邋遢的，那么你也不会允许自己自私、堕落、不爱干净，你极度讨厌这样的自己，而当你看到这样的他时就仿佛看到了自己，所以你讨厌他。某些你觉得无所谓的品质，也是你对自己无所谓的，你不会对这样的品质有任何强烈的情绪反应。

爱一个人和跟一个人做爱不是同一件事。

虽然做爱后的空虚和爱或者不爱没有必然的联系，但是，如果你跟一个人做爱，他可以引发你的空虚体验，那么你们的感情将是复杂的。因为他引起了你的"本我"和"超我"的争论，而且你没办法平衡。

爱的体验也有着相似的矛盾，但是好的爱很多时候是给人积极的体验、促进人格成熟的体验。所以如果你跟一个人做爱后感到空虚，而不是心满意足地满心欢喜，那么一定是不够爱或者爱得不对。

最后，无论是爱还是性爱，本身都是可以赋予意义的事情，比如你可以定义"爱"是让两个人幸福的事，也可以定义"爱"是陪伴和支持；你可以定义"性爱"是满足自己的欲望，也可以定义"性爱"是亲密与满足。这里没有对错，只有你自己的需要，所以我邀请你给你的性、爱和生命赋予更高、更远的意义。

三、社会这么开放，我到底要怎么应对恋爱和"约"？

很多人可能都是这样的一个状态：本身性态度开明，不存在反对婚前性行为这样"古板"和"传统"的思想。不过在他们看来，恋爱关系是性爱的最好保障，至于"约"，他们依然觉得有些"脏"，对为满足性欲而去约不耻。

然而身体内的性欲每个月赤裸裸地起伏着，除了手、玩具，他们也没有更好的解决性欲的办法，因为他们的价值观是只接受恋爱关系，不接受约，所以必须克制性欲。然而恋爱的对象并不好找，现在的男人都不想恋爱，不愿意负责。

所以有这样一群人在这样的一个状态中纠结着，他们有男有女，当然女生会更多。

"这样做对吗？"我的学员问。

在我看来，这样做没什么不对，毕竟每个人的价值观不同，你的价值观与你的生活方式相适应，你自己感觉舒服就好。如果难受到一定程度，那么你自然会改变和调整。

所以并没有对错之分，只有利弊之分。

这样做最大的好处——安全。

从性健康风险和人际交往的角度来看，你无疑将自己放在一个安全的地方，比如，自慰几乎不会感染性传播疾病，不会意外怀孕。适当压抑自己的性欲，不用约解决性欲冲突，不会遇到爱上炮友无法自拔，整天担惊受怕，陷入纠缠的关系等问题，也不用担心被小三、被仙人跳，等等。

总之，一个人压抑自己的性欲，只谈恋爱，不接受约，最大的好处是安全。当然，这样做也会存在一些问题，比如，在时代的洪流下，你很难找到跟你一样的人，或者你谈了男朋友，你总要问自己一个问题——对方到底是真的想和我谈恋爱，还是只馋我的身子？

另外，从性心理的角度来看，压抑的性欲没有得到更好的释放，长此以往，对我们的情绪和身体并没有什么好处。

另外一种做法，就是接受约，也接受恋爱。

我记得有个女粉丝曾经跟我说过，"男人嘛，睡过了，就不担心他只是想睡你了。"

在我看来，上床是在确认恋爱关系之前，还是在确认恋爱关系之后，并不会影响恋爱最后的结果。有人聊了三个月才约，有的人恋爱三天就上床，后者可能更加草率。

性对于一段关系的影响力是巨大的，没有这个性吸引力，就没有恋爱关系的基础。爱情是性吸引和性压抑的附属品，所以有约的冲动和想法是正常的，关键是如何承接和转化。不喜欢就有礼有节地拒绝；喜欢就相互纠缠，继续考察彼此。

女性在自身健康和人际关系方面都面临着比男性更高的风险，如果我们只鼓励女性释放和表达情欲，追求自我独立，而不思考其中的风险，这样只可能把女性往火坑里推。更好的做法应该是，**在赋予女性权利的同时，给予她们思考的角度以及周旋一段关系的能力**。专业上，我们把这个称为赋权增能。

当女性拥有了这样的思想和能力后，她不仅仅可以收获性爱生活，同时也会增加她们处理亲密关系以及爱情的能力。当一个女性不具备这样的能力，也不拥有这样的意识时，她就只能在更安全的地方去遇见一个好人。

接受约也接受恋爱的人，可能会多一个释放情欲的选择。不过，我还是想提醒大家，不要高估自己的能力。

因为渣男可能比你想象中更容易伤害你。

在性学里要评估一个行为是健康的，一般需要满足三个条件——成人、自愿、无伤。

约对于成年人来说是自愿的行为。你们的行为只要不给自己或者别人带来伤害，那么其他人并没有理由指责你们或者规劝你们不要这么做。但我要提醒大家，保护好自己、照顾好自己，因为有些伤害可能不在当时发生，而是在事后。

毋庸置疑，恋爱、"约"等关系都是亲密关系，我们极容易在其中受伤。王尔德说，每个人都会伤害他所爱的事物。**有些伤**

害不可避免，但那会成为我们最坚强的部分，也会使我们成长。这也许就是亲密关系的意义。

路斯·哈里斯在《爱的陷阱：如何让亲密关系重获新生》这本书中写道："我们无法逃避这一点：爱会让我们变得虚弱。如果我们允许自己与他人亲密，并敞开心门——让那个人越过我们的防御，进入我们的内心，那么我们就要允许自己受伤。"

那如何才能避免自己受伤或者是让受伤的程度在我们承受的范围内呢？《爱的陷阱：如何让亲密关系重获新生》这本书中有一个重要的概念，叫作心理灵活性。我很喜欢这个概念。作者将心理灵活性概括为"活在当下，保持开放的态度，并做真正重要的事情的能力"。

我想也许只恋爱，不约，压抑性欲，可能就是一种对亲密关系风险的防御。这样的防御没有错，会让我们更安全。

我们要做的，就是做当下自己认为最重要的事情就可以了。至于有些人可以接受"约"，也接受恋爱，那他就需要拥有驾驭风险和抵抗风险的能力，但这种选择可能并不适合现在的你。

如果你准备好了，那么可以调整自己的价值观，进而改变自己的选择和行为，做适合自己的事情。这个也许就是一种心理灵活性。

作为一名性教育工作者和一名性心理咨询师，我对于"约"这种短期的浅尝辄止的关系并不推崇和鼓励。我更期待大家作为一个成年人去努力发展自己的全部人格，去建立和经营稳定的、高质量的亲密关系，成为更好的自己。如果你已经在这样的短期关系里，也别责怪自己。你需要做的就是理解自己为什么会这样，包容自己，在这样的选择和行为中去觉察自己，进行自我调整和成长。

1. 男女都可以做到性爱分离，这种选择的根源是对深度、稳定的亲密关系感到恐惧的心理状态。

2. 人们无法在单纯的性行为中获得满足，你以为你想要的是激情的性，其实你真正的渴望是积极的关注，是两个人凝视和一起欢笑。

3. 为什么有人选择单纯的性满足？那是因为更能体现人性尊严和快乐的性与爱的融合需要人格的力量，需要我们有更多的勇气和更高的能力去获得。

4. 永远多给自己一个选择。性行为不是洪水猛兽，也不是有毒的苹果，关键看你怎么对待。

5. 我们无法彻底地隔离情感和性行为，请勇敢、真实地活着，慢慢地学会更好的融合。

6. 推荐阅读渡边淳一的《再爱一次》，这本书讲的是一个没有性能力的男人的爱情故事，会让你更理解男人对性和爱的态度。

第十一章
我们为何不忠？

出轨是亲密关系中让人痛苦的部分。在我看来，一旦我们恋爱，进入亲密关系，就会遭遇这种风险。也许有那么一天，你会遭遇这件事且无法回避，那么这个时候我们应该怎么做才好呢？

我在读研究生的时候看过一本书，叫作《外遇是可以宽恕的罪》，书名就刷新了我对出轨的看法。毕业几年后，我做了性心理咨询师，接触了很多个案，男人、女人都给我讲述自己遭遇伴侣"背叛"的故事。当我悲观的时候，我甚至觉得这类事情几乎无人能幸免，除非你不进入一段亲密关系。

然而出轨真的是很大的问题吗？这真的意味着对一段关系产生了毁灭性的打击吗？有没有机会修复关系？本章带你从不同的角度思考它、面对它。

一、数据中的真相：男女出轨没有很大的差异

有一次我在山东大学上课，课后有个同学当场就对我提出的一个数据表示了质疑，"老师，你提到了出轨率，说男人是78.6%，女人是76.8%，这个数据我觉得不真实，你能告诉我数据来源吗？"

"谢谢！"

我首先用肯定性的语言稳住了这次质疑。然而我的心里五味杂陈，心想就不应该跟大学生讲出轨率，毕竟他们还很"单纯"。

然后我赞扬了他的思辨精神，接着讲了一个笑话。

这个笑话是关于性调查的：当我们询问一个男人有多少个性伴侣时，我们通常会在对方提供的数据的基础上减掉3，比如他说10个，那可能只有7个；当我们问一个女人有多少个性伴侣时，我们可能需要在她提供的数据的基础上加上3，她说睡过两个男人，实际上她可能跟5个男人发生过性关系。当然这只是个笑话。笑话的背后说明了性调查通常是不准确和不真实的，也反映了人们在道德面前的性虚伪。我记得中国人民大学的性社会学家潘绥铭教授说过："数据永远只是参考，无法当作真理。而数据的背后却隐藏着人们不愿意面对的事实。"

我并不想去纠结数据的来源。而当时我记住了这组数据的最重要的原因是，我发现女人的出轨率只比男人低了两个百分点。

从统计上来讲，男女两性在出轨上并没有显著性的差异！这也解释了**在人性的问题上，男女并没有很大的差异。**

我们现在看这个数据肯定是不严谨的。我记得这个数据是针对江浙沪一线城市小范围的数据调查，不具有代表性。然而这个数据之高，也可能给很多对爱情和婚姻抱有专一性和天长地久的美好愿望的人带来不小的冲击。根据中国人民大学性社会学教授潘绥铭的调查显示：2015年曾有过婚外性伴侣的男性比例为34%，女性比例为13.4%；而双方都有过或可能有过的比例约为10.2%。而且无论是男性还是女性，出轨率从2000年到2015年是不断增长的。也就是说，在2015年全中国每3个丈夫和每7个妻子中就有1个丈夫或妻子有过其他的性伴侣。特别需要说明的是，潘绥铭教授的数据来源是全国总人口的抽样调查，包括中国广大的农村和相对贫困落后的地区，而出轨率在经济越发达的地区越高。

这几年离婚率在不断上升，2018年，北上广等一线城市的离婚率逼近50%。如果离婚率是50%，那么出轨率达到70%，似乎就没有那么奇怪了。因为对很多人来说，出轨是对一段关系最深的破坏，离婚是最常见的处理方式。而另外20%的伴侣，还没有选择离婚，似乎也是可以理解的。他们要么在纠结，要么正在学会接纳对方的出轨或者在重建彼此的信任。

对于数据的争论，在性学界一直是存在的。有人认为出轨的数据不准确。而导致出轨的数据不准确的一个因素就是，调查的时候我们怎么去定义出轨这样一个概念。和数据调查研究做补充的是质性研究。质性研究是什么？简单来说，就是一种通过自然参与的方法，比如通过访谈、对话、观察等方式，进行原始素材的收集和整理的研究活动。所以，当我们去询问一些人对出轨的看法时，通常会收到类似下面的反馈，比如：

"精神出轨是不能接受的，肉体出轨是可以理解的。"

"肉体出轨不能接受。如果精神出轨，那就直接分手。"

那么对一对情侣来说，什么叫出轨呢？

我在美国的老师 Toddy 说："凡是你必须以欺瞒或者隐藏的方式处理的事情，那就叫作出轨。"

曾经有一个女粉丝跟我哭诉，说她老公出轨了。我问她发生了什么。她说她老公在半夜的时候看片，她感觉这是一种巨大的耻辱，她认为她老公的这种行为是出轨，是不忠！如果按照她的这个定义调查男人的出轨率，78% 甚至可能有点低。

有人说跟别人上床肯定是出轨，然而我发现一个有趣的现象：有些人甚至要根据伴侣是否有使用安全套来判断，如果没有用，那么他们会更愤怒和难受；如果用了，那么他们似乎心里会舒服一点，能够理解，甚至接受这样的出轨。

还有人说："只要不是爱上了别人，那么其他的都能够接受。"

我在上海的一位老师很有意思，她说她跟他老公界定的出轨就是：他和其他的女性进入同一家酒店的房间，这样的行为可以认为是出轨。毕竟孤男寡女，瓜田李下，根本没办法解释。

所以，我发现一对伴侣在出轨的界定上跟另一对伴侣可能不一样。

那么什么样的性行为算出轨了？我们抛开感情，口交算吗？肛交呢？相互打飞机？所以，什么是出轨，很多伴侣是没有进行界定的，也没有讨论过。比如《婚姻法》里明确规定夫妻双方，有相互忠诚的义务。可什么叫忠诚？不忠的底线是什么？好像标准都是默认的。这个默认就是不清不楚的灰色地带。而这让很多人给自己的不忠找到了借口和便利。

我曾经在微博上写过一句话——人生本无轨，何来出轨？如果按照这个比喻，那么把人生当作一段旅程，两个人共同走了一段路，出轨就是一方用欺骗或者隐瞒的方式去建立了另外一段会伤害目前的这段关系的新关系，使得对方想要放弃这段关系的行为。其核心是一方做出了伤害伴侣关系和另一方的感情的行为。

根据我以往的经验，**如果伴侣讨论和界定过出轨，双方出轨的概率会降低**。就像合约中的两个人，对于合约的细节进行过深入的探讨和明确，合作才会更顺畅。而在生活中，人们很多时候只有在出现了这样的情景的时候才去面对和讨论，已经为时已晚。

所以请你和伴侣在恋爱的时候就细致地讨论什么是出轨，什么是不忠，彼此的底线是什么，原则是什么，遇到了这样的问题，彼此应该如何应对。

如果三观不合，就别勉强在一起。讨论这个话题需要勇气，需要智慧，更需要坦诚。如果你们讨论过出轨，当你们遇到出轨时，要么能够很好地跨过这道鸿沟，重建信任，彼此的关系可以进入另外一个阶段，要么大家好聚好散，各自安好。

不要害怕，和你的伴侣好好谈谈吧，毕竟现在出轨率那么高，没有人有十足的把握可以幸免。

不过，有些出轨是可以避免的，特别是精神的出轨。当婚姻中的一方跟伴侣讨论了自己跟另外一个人的感情时，如果处理得当，婚外情就会消失。

Toddy 老师在跟我们讲关于出轨的课程的时候，讲述了一个他自己的故事。他有一个 10 岁的女儿 Aliya 和一个 8 岁的儿子 Toms，太太也是一名资深的婚姻家庭治疗师。那时候他 45 岁，在一所大学教授爱情心理学课程。

当时一位新来的助理教授吸引了他的注意，她漂亮、机智、充满活力，有一头金色的头发和一双深邃的蓝色眼睛。作为一个中年的男人，他有一种怦然心动的感觉——好像是爱情要来了。

于是有天下班，他就对着正在准备晚饭的太太说："亲爱的，我好像被一位女同事深深地吸引了。"

这时候女主人的反应很淡定。她笑着看着眼前这个中年要秃的男人，放下自己手里切菜的刀，然后大声地喊："Aliya, Toms，快来，你们的老爸有了喜欢的人，我们快来听听，看他喜欢什么样的人吧！"

两人孩子兴冲冲地跑过来，要爸爸讲故事。当我的老师把这种感觉分享给太太和家人以后，那种心动的感觉就消失了。他突然意识到自己的太太和孩子对于他来说是怎样的一种存在。

受他的启发，有天我跟我太太在买西瓜的路上谈论婚外情的事情。我问她："你觉得我给已婚男人提个建议，让他们跟自己的老婆分享他跟别人的感情体验，国内的女性能接受吗？"

我太太说："大部分的女人都不能接受，而且已婚男人也做不到，他们既没有这样的勇气也没有这样的智慧，只会选择欺瞒，然后结果越来越糟糕。"

我问她："为什么女人不能接受？男人要选择欺瞒？"

她说："这是在挑战一个女人本能的嫉妒。而一个不够强大的男人无法面对女人的嫉妒。"

当我太太在说这句话的时候，我看到前面有一个年轻漂亮的女孩朝我们走来，我很自然地多看了一眼。

氛围突然有点凝重和尴尬，空气仿佛也凝固了。

此时我太太也注意到了，说："老公，你三点钟的方向有一个长腿的妙龄少女正缓缓走来，要我过去帮你要一下微信吗？"我们还像刚认识的时候那样开着玩笑。

我顺势大大方方地看了看那个妹子，然后认真又带着坏笑地看着老婆说："我还是喜欢胸大的。"

"不，我喜欢'胸怀'大的。"我看了一眼她的胸，顺势补充道。

我们相视一笑，所谓的尴尬和刚刚出现的小嫉妒也就烟消云散了。

我意识到**不跟伴侣讨论自己跟另一个人的感情的根本原因是嫉妒。**

在我们的恋爱文化中，我们常常用对方会不会吃醋，有没有嫉妒来看他到底爱不爱自己。

美国人类学家玛格丽特·米德说："嫉妒并不是可以衡量爱情程度的仪表，而仅仅是记录了爱情中一个人的不安全感到底有多深。"这种不安全感给亲密关系中的人造成的恐惧，导致谈论到第三方都会让伴侣深感不安。就像我们害怕死亡，从来不敢说"死"，我们恐惧"性"，也不谈性，这是一个逻辑。

然而从爱出发，嫉妒也许并不是什么坏事。它让伴侣双方提高警惕，守卫原来的感情，防止新的感情给现有关系带来伤害。

人们通常是不太愿意打破原有的关系去重建新的关系的，特别是在原有关系还不错的情况下。也就是说，一旦你们建立了关系，那么无论是你还是他都会在第一时间保护你们当下还不错的关系。

嫉妒是个守卫，那完全没有守卫也可能会造成灾难。

所以，在你们关系还不错的时候，讨论嫉妒或者出轨这些问题，你没必要害怕。讨论这些事，最坏的结果无非是双方三观不合，然后分道扬镳。若现在为了不分而避而不谈，那当出轨、婚外情等发生了岂不是问题更大了吗？

嫉妒是亲密关系里的一匹野马，处理好了，可以一起策马奔腾，共享人世繁华；处理不好，就别怪自己头上有草原。一对恋人，要一起驯服这匹野马。

周国平说："在性爱中，嫉妒和宽容各有其存在的理由。如果你真心爱一个异性，当他（她）与别人发生性爱关系时，你不可能不嫉妒。如果你是一个通晓人类天性的智者，你又不会不对他（她）宽容。这是带着嫉妒的宽容，和带着宽容的嫉妒。二者互相约束，使得你的嫉妒成为一种有尊严的嫉妒，你的宽容也成为一种有尊严的宽容。相反，在此种情境中一味嫉妒，毫不宽容，或者一味宽容，毫不嫉妒，则都是失了尊严的表现。"

好的爱情有韧性，拉得开，但又扯不断。相爱者互不束缚对方，是他们对爱情有信心的表现。

谁也不限制谁，到头来，仍然是谁也离不开谁。这才是真爱。

然而真爱是对一个人人格不断锤炼的结果，它对这个人的修养和对爱的理解有着极其严苛的要求。正如哲学家罗素所说："**与其约束像爱那样慷慨而广博的情感，倒不如约束像嫉妒那样狭隘而憎恨的情感。**"

真爱需要我们自律、冷静、客观地控制我们的情绪，承认作为人，既坚强又脆弱，既勇敢又胆小的内心。当我们允许彼此表达并接纳那些心酸、不满、嫉妒、愤怒、伤心，可以不带评价地面对和处理彼此嫉妒这种情绪的时候，我们的感情也会增加信任，躁动的心也有个安稳的去处。

二、出轨的本质是什么？你准备好面对了吗？

相对于说出轨，我更喜欢说欺骗或者背叛。

我们先来看欺骗。

坦诚、忠于对方一直是两性对于另一半的非常重要的要求，但我发现人非常诡异，有些人常说我最不能接受欺骗了，可有些人又接受了欺骗。欺骗的背后是什么呢？

举个例子：

1）一个贫穷的少年装富，谈了一个女朋友，有一天忍不住向女朋友吐露了实情，姑娘说："我不在乎你穷，但不能容忍欺骗。我们分手吧。"

2）一个富男装穷，后来被女朋友知道了，姑娘说："我爱的是你这个人，不在乎你是否富贵。"

这样一对比，我们发现同样是欺骗，但结果可能完全不一样。所以，在这个案例中，人们在意的根本不是欺骗，很有可能就是钱。

而钱的本质是什么呢？

表面上看可能是谎言与真实的区别，但实际上是非常现实的——我在爱情或者婚姻中期待的利益落空了。或者换句话说，我介意的不是你骗我，而是你让我损失了。

再举一个有关堕胎的例子。

假设一个女孩子在结婚之前有过 2 ~ 3 次堕胎，请问她是否要将此事告知即将要跟自己结婚的男朋友呢？可能她听到最多的答案就是——"千万不要说出实情，这将是一个善意的谎言"。

如果我是这个普通的男人，我很爱这个女孩子，我希望自己被欺骗，如果要在这种欺骗上加一个期限，那么我希望是一万年。但我可能唯一的期待就是她是健康的，依然拥有生育能力。

　　假如一个女生跟她的伴侣说自己婚前打过三次胎，很有可能对他们的关系造成毁灭性或是破坏性的影响。男方也可能会掩饰性地说："我不在乎你是否堕过胎，但是你为什么不在我们准备结婚的时候说？我们分手吧。"

　　真作假时，假亦真。

　　我要的是我们的未来，没有必要为了过去的一些事情，挑战我们的底线。被骗和知道真相，哪个更痛苦？

　　活在谎言里，有时候是一种幸福。

　　现实有时候比小说更荒诞。我的一位粉丝有天给我来信说，过年的时候老婆去韩国出差，自己就带着两个孩子和丈母娘住在一起。丈母娘50多岁，跟老丈人关系很糟糕，所以从30多岁起就一个人住。本来就是过年团聚，想着有人可以帮着带孩子也好，他一开始没多想。有一天晚上，这个男人和自己的同学喝了一些酒，晚上11点多才跟跟跄跄地回来，孩子们也都睡了。丈母娘看他一脸醉酒的样子，就把他扶到床上，又看他衣服都弄脏了，就帮他脱了，想拿去清理。

　　这位男粉丝讲到这里之后，说："我也不知道当时是怎么了，就跟丈母娘发生了不可描述的事情。我现在非常后悔，也不知道怎么办？"

面对这种情况，我想，如果我是那个在韩国出差的妻子，非要在真相和谎言中选一个的话，我选谎言。

因为如果她知道了真相，最难过、最受伤的可能不是男粉丝，而是她的母亲。而这个母亲，又是含辛茹苦把自己养大的人，她自己也会是最内疚、最自责的一个。

有时候，不小心伤害你的人可能是你最亲的人。

我们不知道这样的事情为什么会发生，但是我知道有时候真相会伤害很多人，而且伤害的过程非常残忍，伤口可能无法愈合，也可能需要很大的力量和很长的时间才能痊愈。

从人生漫长的角度来讲，让妻子知道这样的真相会有好处；但从活在当下的角度来讲，为什么不选择不告诉自己的妻子呢？

还有人曾说："我爱你，我却骗了你一辈子，骗到我自己都相信的时候，我就真的感觉爱上你了。"

爱情也好、婚姻也罢，我们有时候不是在意对方有没有出轨，我们在意的是对方有没有让我们潜在的利益受损，这些利益有些是社会属性的，比如名誉、利益等；有些是个人属性的，比如自尊、信任等。当然也有人在意对方到底是不是真的爱自己，或者他到底是怎样的一个人。

关于社会属性利益方面的，通常都很好理解，也会很好缓和，但是关于个人属性利益的，尤其是在心理方面，有些伤害会持续很久。

面对欺骗，自尊和信任是最开始受到威胁的。但是我们有想过吗，自尊和信任到底是别人给我们的，还是我们自己给自己的？

他欺骗了我，离开了我，便意味着我没有人爱了吗？还是说，这是他的选择，不是我的错。

他出轨背叛了，就意味着要离开我，我将孑然一身吗？还是说，这是他的选择，没有他我也会过得幸福。

其实，**无论自尊也好，信任也好，都是我们对自己的认可和接纳**。但生活在这个社会，我们会非常容易被伴侣影响，因为我们曾经把他和自己当作一个整体，所以当他做出某种损害你自身利益的事情的时候，你会极端厌恶自己——我怎么这么傻？

所以，分清楚他的选择和我们自己需要面对的问题，就能够理解自己面对背叛的态度。

在我看来，一个人出轨是他对自己承诺的背叛，主要是他的问题。

我看过很多被背叛搞得遍体鳞伤的人，我觉得最大的原因是他／她对这个问题毫无准备。

我们从不怀疑人性的善良，但是我们也要对人性有所防备。因为在利益面前，人都是自私的，伴侣也不例外，只是看利益够不够诱惑人、代价够不够大而已。

真实地呈现人性贪婪、自私和阴暗的这一面不是让你去欺骗伴侣，而是让你明白，不要用自己的阴暗面去欺骗和伤害一个如此信任你的人。我深知有些伤害已经造成，但是如果你有条件，你可以把对方的损失降到最小，无论你是选择真相还是选择谎言。

写这篇文章也不是让你接受出轨，而是想告诉你，我们生活在一个真真假假的社会之中，追求真相的道路上必经坎坷，且行且珍惜。因为欺骗你的可能不是人，而是生活本身。

诗人普希金曾写道：

假如生活欺骗了你，

不要悲伤，不要心急！

忧郁的日子里须要镇静：

相信吧，快乐的日子将会来临。

心儿永远向往着未来；

现在却常是忧郁：

一切都是瞬息，一切都将会过去；

而那过去了的，就会成为亲切的怀恋

关于背叛，我们常常看到这样的桥段：

婚后男人出轨了。

女人质问丈夫："你为什么出轨？"

男人说："我那是逢场作戏，不是真感情。"

女人追问说："你跟那个女人在一起都一两年了，还说不是真感情？"

男人说："我马上就一刀两断！"

果然，有的男人很快就和外面的"小三"断了情感联系，回归家庭；有的男人不情不愿，但最后迫于各种压力，也断了联系。可是妻子心里总有一个疙瘩，觉得不舒服，于是来问我："童老师，为什么男人在这种事情上有种理直气壮的感觉？我心里很难受。"

我说："我知道你心里难受，但你知道吗？男人也觉得自己委屈。"

"他出轨，他还理直气壮，他还委屈？你们男人是怎么想的？"女人义愤填膺地问我。

我说："有些男人是这样想的——我从来没有背叛过你、背叛过这个家庭。他们的理由是，'我是有肉体出轨、有感情的投入、有经济的付出，但是我大部分都是在维护这个家庭、维护妻子的，包括我的肉体、感情和经济。'他们觉得自己本质上没有背叛妻子。所以，当妻子指责他出轨的时候，他依然觉得委屈。因为在他看来，出轨就是背叛，就是对家庭、妻子的利益有损害。"

虽然这样说起来有些牵强，但是有些人理解的出轨就是背叛。换个角度说，出轨破坏的是信任，而背叛就是对信任的摧残。

谎言也好、背叛也罢，抑或是精神出轨或者肉体出轨，他们损毁的都是两个人之间的信任。然而信任是以感觉为基础的，而非以事实为基础。

我们也看过这样的案例：妻子总是检查丈夫的手机，怀疑丈夫有外遇，抑或是丈夫禁止自己的妻子跟其他异性联系，不让她出去工作，疑神疑鬼，甚至采用暴力手段对待妻子和异性的接触。如此伴侣都是无辜的受害者。

他们没有欺骗，没有背叛，却承受着没有信任的关系的伤害。由此可见，信任有的时候不取决于别人做了什么，而取决于我们内心的感受。也就是说，信任和你的伴侣给你的感受有关。

然而，上文提到的两种极端的人，当他们换个伴侣后，你会发现他们依然是没有任何安全感。看来，这还说明信任不仅仅跟外界有关，还跟我们对自己的信任有关。伴侣只不过是我们投射世界的一面镜子。

与其说信任伴侣，不如说信任自己，至少信任自己的眼光。所以，我常常见到那些最痛苦的来访者说"我当时看中他，就是觉得他忠厚老实。我从来都没有想过他会做出这样的事情来。我真的不能接受。"

这句话我们也可以理解为，我真的不接受我自己犯错，错误地去信任一个人。信任是脆弱的，或者说完全相信一个人本身就是容易受伤的。

当我们面对这些伤害的时候，我们也无须惊慌，这仅仅是人性的一部分，你正在体验人性的光明与黑暗。生命的荣光从来都是属于勇敢的人。

鲁迅说："真正的勇士，敢于直面惨淡的人生，敢于正视淋漓的鲜血。"

真的勇士，是经历人世间一切苦难后，依然相信人世间真善美的存在的人。所以，无论是欺骗、背叛还是出轨，都可以当作是生命给你的一种经历。这种苦难只是短暂的，光明依然存在。

三、是不是每个人都逃不脱被出轨的命运？

现代社会"出轨率"那么高，是否每个人都逃不开被出轨的命运？讲到人生的命运，有的时候我更愿意把视角的时间长度拉长一点再去看待这个问题。站在人生历史的长河中，你如何看待出轨？你是担心自己出轨还是担心伴侣出轨？

我有一个女性朋友，她并不担心伴侣出轨，她甚至渴望伴侣出轨。现在最令她感到危险的是，她自己在出轨的边缘跃跃欲试。而她知道，她要是出轨，会毁了她现在平淡无奇、百无聊赖又很顺遂的生活。她知道自己不会这么做，只是找我诉说。我也只是听听。

在我微博和专栏《僧洞》的投稿中有各种关于出轨和背叛的故事。

有本书叫《我们为何结婚，又为何不忠》，从生物进化的视角解释了男人和女人在两性的博弈中如何通过各种巧妙的手段进化而实现自身繁殖和利益的最大化。换个角度看出轨，在生物界是一种繁殖策略。这本书有意思的地方在于，它不仅仅讲述了男性为什么会出轨，也讲述了女性为什么会出轨，出轨对她们来说有什么好处，她们为什么会采用出轨这一策略？演化的视角告诉我们在出轨这个问题上，女人并不比男人逊色。

我想如果一个女性从人类进化的视角去看，还会担心自己被出轨吗？看看美国的数据吧：

"另有研究发现，30%至50%的美国已婚男女存在偷情行为。近期的一系列研究表明，50%的受访美国人透露自己曾尝试'偷猎'已婚的对象；80%的人曾有婚内被人勾引的经历；另有25%的人曾遭遇他人横刀夺爱。"

按照这个数据的比例，可能有一半的女性会遭遇出轨。而以我对人性的理解来看，真实的数据可能更高，因为有些出轨和背叛是无法用数据调查出来的。比如对有些男性来说，他认为自己就是出去玩玩，而不是真的想背叛，甚至他相信，即使自己背叛了伴侣还是会得到原谅。

出轨并不一定是因为婚姻不幸福，有的时候婚姻是否幸福跟出轨没有关系。最能反映问题的或许是格拉斯和赖特在1985年发表的一篇报告，报告显示：出轨的人当中，56%的男人和34%的女人评价自己的婚姻"很幸福"或"十分幸福"。

有些婚姻没有出轨、没有背叛，却依然痛苦煎熬；而有些婚姻遭遇出轨、遭遇背叛，也不一定就意味着关系的结束。可以把被出轨当作命运跟你开的一个玩笑，也许痛苦背后，是挑战，也是人生新的机遇。

我有几个被出轨的来访者很焦虑，他们有男有女，非常担心伴侣再次背叛和伤害自己。我能理解他们的心情，因为曾经期待过，曾经被伤害过。但是与其在过往的伤痛中生活，不如着眼当下。人活着最重要的是忠于自己，忠于你自己的信念、你的价值观、你的生活方式、你理想的爱情和婚姻。

在男女谁更容易出轨的问题上，《我们为何结婚，又为何不忠》的作者海伦·费舍尔借用性学研究者克莱伦·福特和弗兰克·比彻的话："询问男女双方谁更风流的话，他们估计会回答说：'在那些在性问题上不设置双重标准，且对私通许可的社会，女人同男人一样饥渴。'"

是的，就如我的那个女性朋友，她担心的是自己出轨而不是男方出轨，因为在她的心中没有双重标准。

那开放式关系会不会是未来婚姻的救赎呢？答案显然不是。奥斯卡·王尔德说过："婚姻的枷锁如此沉重，要两个人承担才行，有时得要三个人。"注意说的是"有时"，并不是"总是需要"。两个人的负担很沉重，三个人难的是平衡。

那未来的方向是什么呢？我觉得很有可能是连续一夫一妻制婚姻。海伦·费舍尔说："我们的文明仰仗的是连续一夫一妻制这一蓝图，以及某些人的秘密婚外情。"不要看出轨率，看看北上广的离婚率你就知道。这可能是人类历史的车轮注定要走的轨道，所以之前有个专家建议给结婚设置一个期限，比如七年，七年后双方觉得合适就续签，觉得不好就合同到期，大家好聚好散。这也许不失为一个好的方法。

所有的离婚都是基于结婚，所有的出轨也是基于你在生活中划定的轨道，实际上，在我们选择伴侣、选择亲密关系、选择婚姻的路途上根本没有轨，有人陪伴，有人支持，有人愿意跟你一起走，有人欺骗你、背叛你，这根本不是你能决定的，这是他的选择，有的时候跟你无关。

你唯一能做的就是积极应对，努力活出自己想要的样子和经营出理想的亲密关系。也许最后你可以像玛格丽特·米德说的那样："我结过四次婚，没有一次算得上是失败。"

所以，好好地过好自己的日子，坚定地做自己，不要拿别人的错误惩罚自己。

四、出轨是不是只有 0 次和无数次？

出轨是不是只有 0 次和无数次？这个问题的背后好像有一种声音：如果没有下一次，那么我会考虑原谅他这一次！

小天就是计划原谅老公出轨的那个人。她一开始歇斯底里，最后冷漠接纳，心如死灰。

发现老公出轨后的三年时间里，他们的感情波动起伏很多次，总体上来说，还能过。毕竟这个男人有时候会因为愧疚做一些弥补。

小天给自己的婚姻的评分是 60 分，还算凑合。直到有一天，她无意中发现老公又出轨了。她觉得这日子没法过了。一个男人连欺骗和隐瞒都不愿意了，明明知道会伤害她，还这样肆无忌惮！

她当初就是赌男人会珍惜那个原谅自己的人，不会再出轨了。

在我看来，她太不了解男人了。

男人出轨有时候跟伴侣的关系并不大，因为一个人的忠诚是对自己的，而不是对伴侣的。 比如，他说"我要一生一世跟自己的妻子在一起，不跟其他女人上床"。这个承诺首先是跟他自己的，因为"妻子"可能是任何一个女人。

出轨是背叛对自己的承诺。

再举个简单的例子：你跟自己说今晚要戒撸，12点前睡觉，但你依然克制不住自己，到凌晨2点时撸了两次，还在刷微博……每个人出轨或背叛自己的行为背后都有一个核心的动机需要被满足。

是什么动机让一个人突破边界，不顾风险，贸然地出轨，背叛自己的承诺呢？

其内在是因为出轨这个行为满足了一个人内心的某种核心需要，比如性欲的释放，爱情关系的体验，被信任和接纳的感觉，刺激的感官体验……而这个核心需要，在当时很强烈，而且生活无法满足，唯有通过出轨，背叛自己才能满足。

出轨就是为了满足当下这个核心需要。

如果找不到替代的方式满足这个需要，一个人会不断地出轨——直到被满足。

这就是为什么说出轨只有0次和无数次。

因为有些人就找不到这个自我需要满足的方式……只有通过不断出轨使这种体验循环。

小天没有再歇斯底里，有点冷笑地质问这个跟自己生活了多年的男人。她几乎听不进去任何解释。故事比电视剧还要老套。

"工作太累……只是逢场作戏。"

"离婚吧！"女人心意已决。

但男人没有同意，一直拖着小天。

这一拖就是三年。小天在这三年里也睡了一个男人，因为她特别想知道出轨是什么滋味。无论是出于好奇，还是报复，反正她去赴约了。她想，她必须像男人一样找一个年轻的肉体滋润日渐老去的生命……

一夜五次，她感觉自己还活着。

然而只是活着。她想要的家庭幸福、爱情甜蜜已然分崩离析。她知道眼前的一切不是她想要的。

她的总结是，人要么通过自律克制自己的贪欲，要么就会在不断背叛自己中循环。

最后，我问她："你的意思是，出轨要么是 0 次，要么就是无数次吗？"

她说："是的。"

"那不会有人浪子回头吗？"我有点倔强地问。

"有少数人。"

"那他们是怎么做到的？"

她说："不能期待一个不自律的人突然变得自律。只是命运会有不同的安排。在某个时期，那些需要通过出轨来满足的核心需要都被满足了，或者那些需要一点都不强烈了。"

可是什么样的核心需要会让人出轨呢？每个人都有自己出轨的理由，比如小天，她自己最后也出轨了，一方面她感觉自己的生活索然无味，另一方面也是对自己老公出轨的报复。

每个人出轨的理由都不一样。我总结了一些出轨的理由，供大家参考：

1. 声称性上瘾

目前性瘾还是一个有争议的诊断。我认为，性瘾可能是类似强迫症的一种表现形式。它主要的特点是带来伤害，不受主观控制，并影响个人工作和学习。对这类人来说，如果不解决性瘾的问题，那么出轨对于他而言就可能是一种常态。

电影《羞耻》中的男主有性瘾，他几乎每天都要用自己的魅力去征服不同的女人，然后跌跌撞撞地游走于一连串注定以悲剧收场的爱情和一夜情之间，却无法掩饰自己不经意间流露出的孤独和寂寞。这种人生孤寂可能是这一行为的根源。

按照精神分析的观点，性的问题都是关系的问题。人际关系会直接影响一个人的幸福感和自我价值感。孤独、恐惧、伤心或者羞愧等消极情绪也变得跟性相关。一项早期的性瘾者自述研究发现：当性瘾者感到悲伤或焦虑时，性欲会增强。有些人是需要社交或者得到认可，而非是真正的性交。

总而言之，性瘾者不是跟自己感情的关系不好，就是无法跟除了自己以外的其他人坦然相处，唯有用一种相对极端的方式让自己痛并快乐地活着，性变成一种武器，是对自己感情的无能的报复。一旦他们意识到自己有性瘾，那么他们通常都会避免严肃的恋爱关系。

2. 低自尊以及需要被关注

小刚陷入了"爱情"，他说他沦陷的速度非常快。

公司组织他到美国旧金山学习。那是一个早晨，他下楼到酒店吃早餐。餐厅里的中国人不多，一个长发飘飘、一席碎花长裙的中国姑娘，披着一条蓝色的丝巾向他走来。那笑容似乎是出于一种职业惯性，但似乎又像一把剑穿过了人潮，直抵人心。

小刚那天穿得很奇怪，因为他想起他的美国老师说，在旧金山，没有人会在意你怎么穿。于是他穿了一条短裤，同时套了一件西服，在餐厅放松地享用自己的早餐。当那个女生对他微笑的时候，他有点尴尬并不知所措。女孩很大方也很自然地问他："你好，我可以坐这里吗？"

"Of course。"他用着不流利的英文。随后，他们相谈甚欢。凭着对专业的熟悉和热爱，他们在交流中碰撞出火花。后来，他们结伴去海边散步，周末开车去兜风。小刚还偷偷把戴在食指的戒指取了下来。

后来，他坐在我的咨询室里说："我不知道怎么跟我老婆解释这件事，我感觉我动心了。我很爱我老婆，我们也不会离婚。"

我淡淡地说："这很正常，她很优秀也很漂亮，而且似乎是她先伸出的橄榄枝。"

小刚听了我的话后似乎有点激动，声音升高了两度说："是的，和她在一起，我感觉非常好，让我感觉很自信。"

越是自卑的人，就越是需要更多的身体和情感上的关照，小刚就是其中之一。在刚到一个陌生的且不太适应的环境时，如果有人给予这种关照，可能是致命的。有些人可能会及时醒悟；而有些人则会被"爱情"冲昏头脑，因为他需要通过这样一个优秀的女性确认自己的价值。而那个曾经给过他价值感的人，现在已经不能满足他的匮乏感。所以这样的人会持续地寻找更多爱和关注来让自己显得有价值，进而很可能违背对爱人的承诺，寻求关系之外的慰藉。

3. 出轨就像一场游戏

首先他们会认为出轨是非常正常的，或者换个角度说，他们认为欺骗伴侣不是什么大事。他们可能不仅会成为感情里的"骗子"，也有可能成为家暴的实施者。因为这类人通常比较在意自己的需求，很容易在人际关系中不顾他人的感受。

对有些人来说，出轨就像是一场游戏，他乐在其中。

我的来访者将自己不能理解的事情经过告诉我，他们公司的领导，一个45岁、事业也算成功的已婚中年男人非常放肆地"出轨"。他同时对婚外的两个女性展开追求。其中一个30岁已婚，一个27岁单身，她们俩还是好闺蜜。他们三个还是一个项目组的同事，两个已婚男女还在共用一个大办公室。

我的案主就是其中那个已婚的，即便如此，她也没能抵挡住这个老男人"别样"的吸引力，还是莫名其妙地陷进去了。

她不明白。她说："我不懂，为什么他同时跟我们两个人表白，最后选择的是我？"

我笑了笑，站在一个已婚男人的视角说："因为他结婚了。"

"为什么？"她问。

我不忍心马上解开其中的秘密，于是问她："你觉得他选你是为什么？"

她摇了摇头，说："我就是不明白啊！我跟那个女孩子比起来，既没有她漂亮，还没有她年轻，我还结婚了，对，我还结婚了。"

是的，在有些人看来，出轨这个游戏只有和结婚的人玩才公平。

只要他们觉得能在这场游戏中侥幸过关，他们就会继续玩下去。他们并不担心自己的出轨行为被发现，就算被发现也不会为此感到痛苦，因为他们在出轨游戏中获得的快乐极大地掩盖了被"捉奸在床"所带来的痛苦。

4. 有些出轨只是偶然

无论你是否相信，有些人出轨是没有理由的。他们也会很后悔。出轨对他们而言，是偶然发生的。

其实，无论出轨的理由是什么，或者说无论对方是出轨 0 次还是 100 次，这些问题都是对方的问题。我呈现这些，只是让大家能理解出轨这件事，并不是让你原谅他或者接受他。

在两个人的亲密关系中，如果我们过于关注对方，就会迷失自我。所以，无论对方怎么出轨，以什么理由出轨，或者出轨多少次，关键在于你想要什么样的亲密关系，你要如何让内心的嫉妒停息，你要如何应对内心的不安以及信任的被摧毁。

五、如何应对出轨？

小曼走进我的咨询室后，先是很生气，接着是很委屈地哭泣。因为那个跟她从大学相爱到研究生，再到结婚十几年的老公出轨了。这对她来说，完全是意料之外的事情。他们的感情很好，各方面都很匹配，虽然性生活少了一点，但是她想，老夫老妻的，结婚这么多年了，这种状态也是正常的。

直到有一天，她发现老公出差的行李箱里有不是他们家常用的安全套，而且他基本上不用安全套。

两个人开诚布公地彻夜长谈。小曼尽量压制着心里的怒火。她想，作为合法的妻子，在这个时候一定不能失态，一定要和小三斗智斗勇。没想到，电视里上演的狗血剧情，今天居然也发生在她身上了，她一定要优雅从容地渡过这次婚姻难关。

冷静，她知道这是必须的。她尽量理解老公说的"工作压力很大，没有了激情，一来二去，不小心着了道"这些听起来冠冕堂皇的借口。老公出轨的对象不是小说里的那种年轻漂亮的大学实习生，而是一个处在婚姻破碎边缘、年龄相仿的同事。他们是在一次国际会议上认识的。原则上讲，这个女人是她男人的下属，而小曼曾经是她老公的上级。为了这个家和孩子，小曼主动从领导职位转岗到其他比较闲的职位。自己的老公就顺理成章地成了公司的大领导。万万没想到，一切为了自己的男人和小家的小曼，如今遭遇了这些。

小曼的处理非常克制和冷静。她问老公怎么想，还要不要这个家，还要不要过下去。

她希望男人给她一个明确的答复。她没有办法在这种摇摇欲坠的家庭中生活。

而这个男人也显示了他不错的情商和人性的贪婪。

他首先是对自己的出轨进行了道歉，说不应该瞒着小曼这件事情，他和那个女人走到一起也只是因为两个人在工作中有很多的交集，那个女人帮助了他很多，他们在很多次出差的夜晚彼此满足。接着男人说："其实她从来都没想过要破坏我们的家庭。我也不想破坏我们的家庭。不过我们还是彼此真心喜欢和支持的。如果可以，我希望你能宽容大方，可以接受我们这样。其他家庭方面，我都会尽职尽责。"

小曼彻底怒了。她觉得她的尊严被践踏了。她失控地摔了桌子上的水杯，还扇了男人一巴掌。

男人没有还手，等小曼冷静下来，跟她彻夜长谈。男人希望自己的太太接受第三者的存在。这让小曼很好奇，是什么样的女人可以让自己的男人为之痴迷，居然跟自己的太太说这种恬不知耻的话？

她决定有机会一定要见一见这个女人，虽然想到就觉得对方可恨。结果，还没等小曼离婚，她们就在不经意间碰面了。

有天深夜11点多，小曼接到一个女人的电话："是王太太吗？你老公在我这里，喝多了，你方便来接他回去吗？ ×× 大酒店1208号房间。"电话那头，是非常冷静又带着点生气的语气。

小曼深吸了一口气，特意换了件低调又奢华的外套，轻轻打了点粉底和口红。她知道是那个女人，但是又不能说破，因为现在是自己的老公在别人的房间喝多了！

开车20分钟就到了那个离家不远的酒店。

敲开门，她就见到了那个女人。与自己年龄相仿，但是没有她保养得好，皮肤也有些黑和暗沉；一头长发扎了起来，还算浓密和黝黑；穿着工作服，身材平淡无奇，甚至还有点微胖；至于气质、谈吐，肯定不如出自书香门第、受过高等教育的小曼。

小曼嘴角掠过一丝笑容。男人瘫坐在沙发上，茶几前有三四个空酒瓶。看到这一切，小曼有些生气，但还是压抑着怒火，跟那个女人说："谢谢了，给你添麻烦了。"

小曼正准备叫男人走。而男人借着酒劲，无赖地说："我们三个人谈谈吧。"他似乎非常清醒。

讲到这一段的时候，小曼在我们的咨询室里号啕大哭。她觉得她很失败，很没有用，这就是跟自己结婚十几年的老公。她不知道那个女人用了什么伎俩使得老公无法离开她。

小曼冷静下来后猜测：是不是性技巧，一直以来，她在床上比较放不开。她想，这也是她开始来找我做咨询的原因，希望我传授一些性技巧给她，让她去挽回那个已经出轨的老公。

我无情地告诉了她事实：性技巧我有，传授给你也没问题，只是这一切都解决不了你的问题，你这样也无法挽回你老公的。

我问她："你知道为什么你男人那么'痴迷'于那个女人吗？"

她说不知道。

小曼开始控制自己的情绪，想知道其中的原因。

"对于你的男人来说，那个女人意味着什么？"我问。

"意味着什么？我不知道。"小曼还是摇摇头，她的情绪开始平静。

我说："如果你是那个女人，你觉得你是什么心态？"

小曼努力地把自己放到那个女人的位置上。我说："你可以站在那个女人的角度讲一下那晚发生的事情，能讲多少是多少。"

"深夜11点，我和一个已婚男人在酒店。男人喝了很多酒。我们的事情，他太太也知道了。他想要家里红旗不倒，外面彩旗飘飘。我意识到，这个不属于我的男人正在这里装疯卖傻。我绝对不能收留他。我想叫人把他带走，而他太太就是最好的选择。

于是我冷静地给她打了电话。"

小曼不确定自己的描述是否正确，问我"是这样的吗？"

我说："嗯，你觉得你男人从这个女人这里得到了什么吗？"

小曼说："没有。他们没有做爱，那个女人也没有同情他。他从那个女人那里什么也没得到。"

我说："什么都没得到的女人对于男人来说，叫什么？"

小曼想了想，说："得不到的女人。"

是的，就是得不到的那个人。

在我看来，要应对出轨，首先是预防出轨。预防出轨不是让伴侣给自己承诺，保证不会出轨，而是让他在感情里有危机感，让他有得不到你和会失去你的感觉。

你看小曼，一开始就让这个男人践踏了她的底线和原则。

明明是男人的问题，最难受的却是自己，离不开的居然也是自己。这个男人在关系中永远有绝对的主动权。这使得他肆无忌惮，一步步地突破着婚姻围城的底线。

得到了就不会珍惜，这其实是人类的天性。在两性关系中，永远不要让对方完全得到。这其实就是半糖主义，**在亲密关系中让对方保持饥渴感。这看似套路，实则是在亲密关系中保持边界和克制**。清醒的你会发现，即便你爱一个人，也是要注意自律的。

所以，防止出轨的最好方法是预防出轨；而预防婚姻中的出轨是保持彼此的边界，给对方未完全得到的感觉。

很多夫妻都忘记了这样的距离，都靠得太近。太近了就没有美感了。彼此间有一点距离的张力，才能营造出一种朦胧之美，才能将两人的爱心拴得更紧。距离美要求我们对爱坚持"半糖主义"，爱情的双方需要保持一定的距离，给彼此留出空间和自由，这样的爱情才会持久，不至令人厌倦。就像一杯白开水，如果不放糖，水就会平淡无味；全糖，又太过于浓甜；半糖，不甜不淡，刚刚好。真正的爱情之火，不会由于心理距离的增大而熄灭，反而能培育出可贵的爱情向心力。

当你们的爱情有了向心力，外力就显得无关紧要了。爱情从来都是两个人的事，他人只是诱因。

其实，小曼已经做得很好了。应对出轨，除了预防，接着就是要冷静，要清楚地明白自己要什么，这会决定这段关系的走向——是接受并修复这段关系，还是果断分手，断绝关系。

通常断绝关系并不难，很多人不断的原因是因为孩子、房子或者其他的因素。在我看来，这些都不是根本原因，根本原因是那个人给你造成的损失还不够大，痛苦还不够深。

足够痛的时候，你自己会放手。

我刚刚进入这个领域的时候，在图书馆里看到一本书，书名叫作《外遇，可以宽恕的罪》，当时觉得不可思议，居然有这种理论。但看过这本书和目睹了很多人的出轨后，我明白了，出轨是人性中的一部分。是人都可能会犯错，你可以选择原谅，可以选择不原谅。因为那个人损害了你的利益。

爱，带有一定宽容的成分。但我不能一味地劝人善良、宽容。每个人的善良、宽容也应该自带锋芒，不要被人反复伤害。有些错误不配得到宽容。

在我的工作中，我会根据夫妻的情感状态给予他们相应的帮助。对于有些伴侣来说，出轨是一个机遇，一个发现问题、解决问题的机遇；而对于另外一些人来说，出轨则是彻底的灾难。

这取决于你或者你们是否有"钱"，此钱非彼钱。

有个粉丝来信说：

"关注你很久了，一直在你的微博里默默地看人生百态，却没想到有一天自己身上也会发生同样的事。是的，先生出轨了，我选择了原谅。我本以为我们之间的坎就这样过去了，也接受以后会因此有些小摩擦。但是后来，事情的发展不对了。"

"我也出轨了，有一半是出于报复心理，另一半则是感情使然。出于内疚，在他察觉之前，我主动回到了正轨。"

"但接下来的感觉更奇怪了。"

"我以为我们之间扯平了，我就不会再猜忌怀疑、故意站在道德制高点指责他。可事实正好相反，我对他的讽刺变本加厉，控制欲也更加强烈，更加疑神疑鬼，在乎的也多了。看得出他很无奈，却还是处处迁就我。有时我也想分开算了，停止这样的相互折磨，可我们又都不愿意离开彼此。"

"僧，我这是怎么了？能不能帮帮我？"

当我收到这份来信的时候，我很好奇，她说她原谅了她丈夫，她真的原谅对方了吗？

原谅是深深地理解、接受并宽恕对方犯下的错。我很想问她：你真的理解你的男人为什么出轨吗？是因为不爱你吗？

一个人为什么会出轨呢？是因为不爱自己的伴侣了吗？是因为报复吗？还是因为想要一种恋爱的感觉？

在我看来，这位粉丝和她丈夫都相互愧疚，而这种情绪体验几乎是维系他们爱情最后的纽带了。

如果再继续伤害，那么唯一的情绪就可能是冷漠，两人的关系也走到尽头了。

美国心理学家维拉德·哈利提出了一个概念，叫"爱情银行"。他认为爱情的经营好比共同管理一家银行，而爱情中的双方都在银行中各自拥有一个"情感账户"。

当表达一分爱意、一分关心，相互理解的时候，就是在往里面"存钱"，当互相埋怨、争吵、冷漠、自私的时候，就是在往外"取钱"。

一段好的关系总是有存有取，但存的总是更多，取的总是更少，而且人生有时候还会面临大的风险，要"花钱"去抵御。

一方出轨，双方就需要提取爱情银行中大笔"资金"去修复感情。

比如他出轨，消耗了一笔"钱"。

你"原谅"他以后，向他罚款，取了一些"钱"。

当你自己出轨后，你从中取了一些"钱"，于是你内疚，你向自己罚款，又取了一些"钱"。

当一方真的意识到错了，勉强往爱情银行里存了点"钱"。

可是这时候，你们的爱情银行好像快没钱了。

此时应该怎么办呢？

我会想说，你们是不是应该做个资产的盘点，看看爱情银行里还有"钱"吗？

在彼此都愧疚，都没有做好的情况下，是否有再起航的勇气？

如果没有，是不是要及时止损，重新开始一段新的人生呢？

我不知道大家有没有"存钱"的意识。

如果我们在关系里没有这样的意识，无论跟谁一起开银行，最后都会破产。我们会感觉原来好好的爱情，一天天被耗竭。

如果我们有这种自律和自觉，任何人跟自己一起开银行都会"赚钱"。

我们会感觉到，自己的爱情银行总是有进有出；查询余额的时候，数字总是有增无减。

如果恰好遇到一个跟自己一样有经营意识的人，我们会发现双方的感情越来越深厚；遭遇情感危机的时候，拿点"钱"出来后很快就会摆平。

所以，在应对出轨的问题上，我们必须保障自己的情感账户中还有"钱"，"钱"可以像电熨斗一样抚平道德的褶皱。

六、出轨后，伴侣如何重建信任关系？

无论是欺骗还是背叛，对伴侣关系来说，都会造成伤害，特别是损伤双方的信任。信任是十分脆弱的，一旦被破坏，重建需要很长的时间和很大的力量。

小雅跟我讲了她和她老公之间的一件小事。

上周末她跟老公抱怨，明天一早要开车4个小时去一个地方处理一些事情，自己不太想去。老公问她什么事情，得知后，就说："那我帮你去吧。"

小雅很开心地说："谢谢老公。"

第二天早上7点老公还没起床，小雅有点着急了，就去叫老公起床。她也知道老公爱赖床，于是她就去做早餐。没想到早餐做好了，老公还没有起床洗漱的意思，还在床上玩手机。

小雅有点不耐烦地提醒道："你昨天说了要帮我去处理事情的。"她老公点点头说："我知道啊。"于是起床洗漱，慢慢悠悠地吃早餐，还边吃边看电视。

小雅看着这一切，气得眼泪都出来了，大声说："你要是不想去，可以不去。我自己去！"于是拿着车钥匙，收拾东西准备下楼。她老公听了这话以后也很暴躁地说："我说了不去吗？我一会儿不就出门了吗？你催什么？"

于是一个早晨他们都在为这件事情争吵，两人的关系陷入了僵局。

到了第二天晚上，小雅觉得自己可能有些过分了，于是准备去跟老公道歉。可是正当她要开口时，老公却冷冷地说："别说了，我不想听。"

当我听完这个故事后，我感觉这经历也曾经在我身上上演过。我太太也常常催我起床办事或者买菜什么的。我很理解男人的这种感受。

于是我跟小雅说："要办的那件事你还是很重视的，所以你有点着急对吗？于是，你催了老公，你希望他快点去。"

小雅说："是的。"

"那你知道你老公为什么暴躁吗？"

小雅说："不知道。他可能觉得我不信任他吧。"

我说："是的。男人都希望被自己的女人认为是英雄，能够处理一切危机和应对一切困难。他希望女人信任他、依赖他，让他有价值感，甚至有的时候故意做一些测试去试探你是否真的信任他。比如开车这件事，男人都会认为'如果妻子开车需要 4 小时，那么我开车一定只需要 3 小时就可以平安到达，而且还能漂漂亮亮地把事情处理好'，然后等待着女人投来羡慕和欣赏的眼光。而你的急迫和催促，在他看来就是你不相信他能把事情办好。所以，他很愤怒。"

小雅说："是的，我现在很难信任他，你知道吗？我老公两年前出轨了。在他出轨后的很长一段时间里我都疑神疑鬼的，会去看他的手机。他也尽量配合，知道自己有错在先，但有时候也很不爽。后来我也没看到有什么问题，我们就没有离婚，日子就这样过下来了。但是我总感觉彼此之间有疙瘩没有消除，我们的关系总是回不到原来的亲密程度，感觉有隔阂。"

我告诉小雅，这很正常，她已经处理得很好了。信任一旦被破坏，就没有那么容易重建，特别是遭遇了出轨这样的事情。

有人把出轨比喻成一次惊涛骇浪，认为这是对亲密关系的巨大摧毁，而修复彼此的信任关系是这次大浪后的救生衣。另外一些人会认为出轨不过是彼此关系中的一个小插曲，作为人性非常真实的一部分，我们迟早要去面对，修复彼此的信任就是要重建一艘小船。

无论是哪种观点，重建信任都不是简单的事情。

其实，在我看来，信任是一种感觉，很多时候并不是基于事实的。就是你信不信任这个人，跟这个人到底是什么样的一个人，关系并不是对等的。

我们还常常看到这样两类人：妻子总是怀疑老公在外面拈花惹草，招蜂引蝶，天天检查他的手机，但实际上这个老公很爱自己的老婆，是个下班就回家的好男人；丈夫不信任自己的妻子，总觉得妻子穿着过于暴露，在外面跟其他男人说话，于是他不让妻子出去上班，禁止她跟异性接触，每次妻子出门，自己都要打很多电话询问她跟谁在一起、做什么，他们甚至会使用暴力，而事实上，妻子也是一个安分守己、想要发展自己事业的女性。

从上面两个例子就能看出来，信任来源于我们自己内心的感觉。我们会根据过往的经验选择相信我们信任的人。同时信任在亲密关系中也是相互的，如果你信任我，愿意为我付出，我也会信任你，也会愿意为你牺牲我自己的利益；如果你不信任我，我也不会那么信任你。

信任一旦建立了，就需要维持。如果出现了破坏信任的迹象，就需要去补救，否则信任就会消失。信任一旦开始减少或者消失，你在对方眼里就是一个不能信任的人。小雅的老公现在对她而言，就是一个不可以信任的人，因为他曾经深深伤害过小雅。小雅在结婚时是非常相信自己老公的。

那么如果遭遇过出轨或背叛的伴侣如何重建信任的关系呢？

第一步，要意识到这是一个长期过程，需要两个人的共同努力，特别是先"犯错"的一方要表现出良好的认错态度。无论有什么样的理由和借口，你要意识到，在两个人的亲密关系中，对方要求一对一的忠诚是彼此默认的。所以既然你有错在先，那么先认错，坦诚面对自己的贪婪和自私，以及给伴侣造成的伤害，会快速博得对方的信任。

人都会犯错，当我们真诚地意识到自己做错事情的时候，我们需要知道，结果就是给对方时间去思考原不原谅自己。

很多人会认为"我犯错了，我道歉了，对方就要原谅我"。事实上，你意识到你错了是你的事情，他是否原谅你是他的事情。就像你伤害了别人，别人可以选择原谅，也可以不原谅，很有可能要看这件事情的大小。很多人把出轨看作是底线，一旦遭遇，就坚决要分手。

然而当我们开始接受并原谅对方，重建信任关系时，我们还可以再信任他吗？

答案是，如果你愿意相信一个人，你就可以信任他，因为信任不是基于事实的，而是基于感觉的。也就是说，他是不是一个值得信任的人，实际上是你主观判断的结果。

心理学家约翰·戈特曼在《爱的博弈》一书中写道："信任，不是一种在两个人之间生长的模糊不清的品质。当双方愿意为了对方的利益而改变自己的行为时，信任就产生了。亲密关系中的信任越多，对彼此的关爱就越多。"

要重建信任关系的第二步，是要增加信任事件的发生，减少负面信任事件的发生。

简单来说，就是要不断给双方信任的感觉，增加彼此的信誉，让他再次意识到你是一个值得信任的人。或者换个角度看，我们要成为一个经得起怀疑的人，只要他怀疑，就是证明我们有恢复信誉的机会。有了这样的心态之后，我们可以为伴侣的利益做很多的付出，多照顾对方的感受，甚至微笑，赞扬、鼓励和支持对方都可以帮我们赢得信任。你可以回顾下你们曾经说过的誓言，哪些是可以实现的，然后就可以一步步着手去做了。如果你说过要给他买个什么礼物，记得一定要买，哪怕已经过了那个时间，但你知道你只是去兑现你的承诺。你可以告诉他："我说过的事，可能会迟到，但不会缺席。"

虽然可以通过增加自身的信誉赢得个人的信任，但是参考我们前面讲的两个比较极端的案例,可能很难跟那样的人建立信任,并不是因为对方没有信誉,而是因为对方根本没有办法建立信任的亲密关系。出现这一现象的原因很有可能是他的童年没有被足够信任的父母养育着,在成年后,很难在亲密关系中去信任一个人,因为不信任的人感觉深深地印在他们的心底。

一把利器——性爱在出轨中的角色

作为一名性心理咨询师,性常常被我用来评估和重建信任。

在很多遭遇出轨的伴侣身上,性被当作一种强有力的武器,用来伤害或讨好一个人,而伴侣怎么应对,则会决定关系的走向。多年的工作经验告诉我,性在亲密关系中不应该作为武器或者工具使用,它本身太具有欺骗性,大多数伴侣并没有能力去辨别。

小雅在一开始得知老公出轨后,她的反应跟其他女性的反应是不一样的。她开始反思是不是自己没有很好地满足老公的性需要,老公才会出轨。于是她鼓励自己跟老公做爱,也积极主动地配合老公。开始老公对她的这一改变表示欣然接受,也很开心,但时间久了之后,老公居然开始拒绝性生活,抱怨太累了。小雅也很受挫。是的,作为一个女性,总是主动提出性要求和想法,最后还被拒绝,她感觉到自尊受损了,再联想到老公还出轨过,内心就更难受了。她觉得委屈、难过,甚至有点愤怒。之后当老公有欲望的时候,她总是不情愿,想要去"报复"对方,便拒绝做爱。最后做爱这件事情就不了了之。

另外一种情况就是，感觉出轨的伴侣很恶心，然后一味地拒绝跟伴侣做爱，以此当作对伴侣出轨的惩罚。刚开始的时候，犯错的一方会将其理解为这是对我的惩罚，但持续的拒绝也会让犯错的一方感觉受挫、不被接受，进而心生不满、愤怒，两人的关系也会陷入恶性循环。

那么伴侣出轨之后到底要不要跟对方做爱呢？

这里有一条原则供大家参考——任何不尊重你自己身体和内心感受的决定都是不负责任的。也就是说，要不要跟伴侣做爱并不受我们跟伴侣关系的影响，更多的是尊重自己身体和内心的感受，包括自己的欲望。

很多时候性行为只是情趣的载体，性爱可以表达爱意，同样可以表达恨、愤怒和不满。人类的情绪没有好坏对错之分，大家需要的是被理解、被接纳、被看见。假如对方出轨后，你在和伴侣的性生活中依然能感受到彼此的爱意，那么这亦是消除隔阂的一种方式。在亲密关系中，犯错的一方意识到错了，会在性行为中表现出来。也许只要你表达需要，对方就会满足你，你们的关系就会得到改善。

尊重自己的身体和感受还有一个好处就是让自己舒服。这一点很重要。因为在伴侣关系中只有自己舒服了，对于你来说这才是一个滋养的关系；委屈自己的身体，拿别人的错误惩罚自己，只能让你显得更加卑微，也不会得到尊重。

所以，不要一味地拒绝，也不要一味地迎合，永远多问问自己是否想要亲密，是否有欲望，尊重自己身体的感受，然后再做决定。

1. 出轨、背叛的问题发生率很高，你可以冷静、从容地面对吗？

2. 出轨有很多理由作为借口，但作为一个成年人，要对自己的行为负责。

3. 一个人的背叛是指向自己的，并不是指向伴侣的，不要拿别人的错误来惩罚自己。

4. 信任是可以重建的，背叛有的时候是一种提示，提示你们目前的关系存在信任、激情或亲密方面的问题，你需要做的是思考和应对。

5. 降低对亲密关系的期待，有利于降低遭遇黑暗时刻的伤害。但这不是对感情没有信心，而是做好准备。

6. 推荐阅读埃丝特·佩瑞尔的《危险关系：爱、背叛与修复之路》一书。这本书会告诉你出轨会带来伤害，但是可以治愈。

第十二章
婚姻中的性困境

性与爱的纠缠、分离、背叛都会给人造成痛苦，性与爱的融合也并没有我们想象的那么简单。男人和女人、激情和稳定，这些有着对立面的矛盾和冲突，要融合在一起获得更好的体验，这不仅仅体现了人性尊严，也体现了人类更高层面的追求。我一直在促进人们的性与爱的融合，特别是在长久、稳定的亲密关系中。

路斯·哈里斯在《爱的陷阱：如何让亲密关系重获新生》一书中写道：

"如果两个人想创造一段美妙的亲密关系，那每个人都应该像一座山。每座山本身都是完整和自成一体的，但当它遇到另一座山的时候，它们之间就构成了新的事物：一座山谷。一段健康的亲密关系就好像两座高耸的山峰间镶嵌着一道壮丽的山谷，山谷中生命的河流在自由奔放地流淌。每座山峰都不需要对方，然而它们的彼此连接创造了一个充满自然奇观的富饶山谷。"

而我想说，性爱就是山谷中自由奔放的河流，也是滋养和灌溉山谷的源泉。性爱对于亲密关系而言是至关重要的。很多伴侣都会遇到性与爱的问题，例如观念的冲突、行为的失调等。我们是应该放弃还是继续坚持？如何调整？希望本章能给期待性和爱能够更好地融合的伴侣带来一些启发。

一、没有高质量的性生活，还能维持高质量的亲密关系吗？

婕在过去五年的婚姻生活中一直感觉自己是一个性冷淡的人。她对做爱一点兴趣都没有，结婚至今一直是处女。夫妻俩是研究生同学，因为觉得合适就结婚了，但是婚后一直没有办法完成性生活，表现为：阴道会在阴茎即将要插入的时候出现痉挛，浑身肌肉紧张、疼痛。因为父母都逼着她要孩子，所以希望我能帮帮她。

通过深入的了解，我发现她根本不爱她的老公，无论她老公对她多好，她始终不愿意完全把自己"托付"给老公。也正是因为如此，她对她老公一点"性趣"都没有，而且她也一直有婚外情。

直到有一天，她终于找到了自己的真爱，然后居然很顺利地跟那个男人发生了性关系，从此她就对性有了很大的兴趣，恨不得天天做爱。她告诉我她很喜欢做爱，特别喜欢跟那个男人做。

真诚地爱一个人，懂一个人，会促进彼此对性的兴趣。

现在很多伴侣就像同居室友一样，没有交流、没有沟通，只有日常的问候。但一开始可能不是这样的，开始时两人总会激情四射，后来生活中发生一些小摩擦，总会有些小情绪。

有一些人没有办法表达自己的情绪，不管是愤怒、委屈还是难过，他们从来都不表达，即使表达出来，也不被伴侣理解和接受。这使得两人的积怨越来越深。表面上看两人也没有特别大的矛盾，可以维持现状，但实际上已经不再做深入的交流和沟通，两人自然会在性爱这么私密和令人羞涩的事情上采取回避或者拒绝的态度。

有一些伴侣是因为在开始性爱的时候遭遇了挫折，比如第一次，或者偶尔状态不佳，男性中途疲软，或者时间比较短，女性没有高潮。开始大家都很有兴趣，想要去解决，但是各种各样的原因导致没能解决，长此以往出现了性生活不和谐。而作为成年人，性生活不和谐一定会积累很多不满的情绪。这些不满会伤害彼此的感情，这样下来又是一种恶性循环。

还有些伴侣喜欢把生活中的摩擦带到性爱中来。他们没有办法处理摩擦中的情绪，于是把性爱当作一种抵抗情绪的工具——今天跟你吵架了，那我就不跟你做爱。然后关系越差越不想做爱，越不做爱越是不满，关系越糟糕。

他们都把性当作一种攻击或要挟伴侣的武器。

常见的一种情况就是，女方每次想跟她老公做爱，对方都说太累，不想做。

试想如果一个女人跟一个男人提出性要求，然后这个男人拒绝了，那么作为一个女人，她是不是会很难过？是不是会很受伤？

其实很多女性是被逼无奈，最后，才鼓足了勇气跟老公说想要，结果还惨遭拒绝。这对女性的伤害性不大，但侮辱性极强。难道男人意识不到他们的行为会让女性难受吗？如果知道，那么他们为什么要这么做呢？

因为他对伴侣感到不满，很愤怒，但是没有其他有效的表达方式。

我观察了很多这样的伴侣，他们有一个共同的特点，就是女性相对来说比较强势，男性处于一个弱势的地位。当男人弱势时，他们的那些不满和愤怒就没有办法表达出来，只有在生活中妥协。但是这些情绪并没有消失。当他们偶然发现了性这样一个武器可以用来攻击和报复伴侣的时候，内心是有一种欣快感的，这种欣快感推动了他们长期、持续的"无性报复行为"。

心理学家弗洛伊德曾经说过：情绪从来都不会消亡，只会以更丑陋的方式呈现。

这些表面上回避性生活、拒绝性生活、性生活不和谐的问题，本质都是亲密关系的问题。

关系好的伴侣，能及时通过沟通来处理问题，也能通过深入的交流接纳彼此的情绪。他们很关注对方的状态，肯定彼此的感受，接纳各种各样的情绪反应，积极应对各种问题，不会用性作为武器攻击伴侣。他们的情感不会因为这些摩擦或性问题变得糟糕，而是通过这些摩擦和问题更加认识和了解对方。

既然是亲密关系问题，首先需要明确彼此的责任。有这类问题的伴侣，你们不妨用一个"量尺"去自我分析，目前的情况，有多少原因是他自己造成的？有多少原因是你造成的，各占多少的百分比，你们的评价一致吗？假设你有30%的责任，你需要做的就是把这 30% 降到 0。在自己做好的同时，尽可能地去理解和接受对方。

那么怎么理解和接纳对方呢？

我们要理解和接纳一个人，最先要做的就是沟通。事实上，性也是一种沟通方式，最边缘的性行为，比如凝视，就是一种沟通，而核心性行为是两个人比较深层次的沟通，是触及灵魂的情绪接纳。往大一点说，性爱是身体和灵魂的桥梁。

美国学者托马斯·拉科尔说："对于人类来说，性不仅仅是性，性是一种语言，是一座桥梁，是从孤独通往亲密的所在，是建立彼此相属的熔炉。"

女性的性爱动作通常是张开双腿。其实，这表达的是一种巨大的接纳和允许——允许你进入我的身体，进入我的生命。如果你无法理解，这是一种语言，你可以想象，你在一个人面前脱掉你的裤子，平躺，然后张开双腿并高高举起，露出你的阴部。此时你就能感觉到，仿佛你在说："Hi，欢迎你来我的世界。"

男性在性爱中的动作是不停地抽动阴茎，其实这表达了一种给予——给你我的热情、我的力量、我的全世界。

如果你也不是很能理解，你可以想象，你站得像个男人，挺着你胯部的阴茎不停地抽送，也许除了感到有些疲惫之外，仿佛也在说："Hi，我给你我的全世界。"

所以，**性就是两个世界的交融。**

拥有足够和谐的亲密关系的伴侣，他们彼此接纳，彼此相互允许，一个给予，一个接受；一个有力，一个柔软，相互流动、相互滋养，性爱姿势可以切换，也有足够的同理心去理解彼此。那些性生活糟糕的伴侣，一个没有热情、没有力量，一个不接纳、不理解，相互抵抗，相互防御，亲密关系在崩溃，爱情在耗竭。

性爱中的问题，也是关系中的问题。情如饮水，冷暖自知，你们自己感觉好最重要。当性爱有问题的时候，第一个解决办法是沟通。因为你知道这是关系的问题。

心理咨询师卡罗琳说："如果一段感情中的性欲消亡了，说明很久以前这段感情中就已经不存在沟通了。"佩瑞尔在《亲密陷阱：爱、欲望与平衡艺术》一书中写道："良好的沟通是美好性生活的关键之一。当夫妻自由地分享他们的想法和情绪时，这就在两个人的关系中创造出了高度信任和情感联系，这使他们更充分、更自由地探索自己的性欲。总之，亲密关系会产生性欲望。"

那么，如果亲密关系不"性福"了，还能爱吗？当然有可能继续爱。但能持续多久呢？"性福"只是亲密关系的外在显象，性生活不好，来自感情不好。性更多的时候是提供一面观察和了解感情的镜子，如果你们的性出了问题，那么它是在提示你们有些地方需要及时地调整和修正，才有可能让彼此的爱、彼此的感情变得更好 。**性和谐会推动亲密关系的正循环，让亲密关系变得稳定、滋养。**

二、破局无性婚姻

关于无性婚姻的定义有两种：一种是由婚前彼此约定没有性生活的夫妻组成的婚姻，一种是夫妻之间过着过着就把性生活搞丢了的婚姻。在中国，无性婚姻大多数是后者，因为在我们的文化中，结婚是合法做爱的唯一途径。

夫妻生活在一起，且身体健康，性生活 1 个月少于或等于 1 次的情况（过去 1 年平均），且伴随着不满和痛苦的情绪体验，可以称之为无性婚姻。

根据潘绥铭教授在 2009 年的调查显示：28.7% 的中国夫妻在 1 个月的时间内性生活少于 1 次，6.2% 的夫妻在 1 年的时间内性生活少于 1 次。按照这个数据，那么 1/4 的中国人都在过无性婚姻了。

随着经济的繁荣和生活节奏的加快，在性信息的爆炸和性革命的漩涡双重背景下，婚内无性的比例可能跟离婚率的数据一样都在飙升。

我知道很多无性婚姻的伴侣，但是真正寻求治疗和帮助的并不多。在我看来，很多无性婚姻其实是两个人共谋的结果，也就是说，无性婚姻是他们目前最好的相处方式。

从社会学的角度来看，这不知道是不是一夫一妻婚姻制的弊端，但从心理学的视角来看，我非常理解他们。

首先，他们没办法离婚。很多伴侣不离婚的一个重要原因是婚姻涉及两个家庭、四个家长和自己的孩子，包括非常现实的利益——房子、车子、户口等种种问题。有一些无性也没有孩子的夫妻不离婚的原因是，他们希望有一天能改变这个局面，然而双方都没有勇气和能力打破目前的僵局。

无性婚姻的形成有个过程，冰冻三尺，非一日之寒。很多夫妻的状态是，开始可能是男人想改变，女人不想；后来女人想改变，男人又不想改变；最后双方都默认无性。两人的节奏从来都不是同步的。

像在最开始结婚的时候，男人总是想要性生活，女人很保守，常常拒绝或者没"性趣"；当女人开始醒悟了，尤其是孩子大一点，自己到了30多岁以后，女人想要时，男人又感觉腰酸、力不从心，不想要了。最后，双方慢慢也无性了。

其实，无性并不是他们最痛苦的部分，他们可能有更难面对的事情，而无性只是一个表象。

为什么会无性？

1. 男性性生理问题导致的无性婚姻

男性性功能障碍主要包括勃起功能障碍和射精过早两种情况，这两种情况在男性中的发病率随着年龄的增加而提高。心理敏感脆弱的男性一旦对自己的性功能感到不满意，通常都会回避性生活。如果男性因为自己的原因拒绝女性的性要求且持续3~5次，女性也会感觉很挫败，开始自我怀疑和否定，也会陷入焦虑和不安之中；如果双方都不积极应对，都回避这些问题，最后会逐渐步入无性婚姻的状态。

2.女性性生理问题导致的无性婚姻

主要存在两个方面的原因：女性性欲低下和女性性交疼痛。

女性性欲低下可能是激素水平的原因，也可能是夫妻关系的原因。性冷淡是一个带有污名化的说法，但女性的性冷淡很有可能跟女性本身的观念或者在家庭和工作中过度劳累有关。性欲低下的女性可以先观察一下自己的性观念，再去医院做有关性激素水平的检查，判断自己是否有性激素降低的情况。此外，阴道感染也会导致女性对性爱没有什么兴趣。这些情况只要生理条件改善，性生活就会慢慢恢复的。

3.夫妻情感关系导致的无性婚姻

夫妻感情状态出了问题而导致性生活的不和谐，最常见的就是出轨或者背叛导致的情感破裂。例如，丈夫与性服务者发生关系后，妻子就会觉得这个男人很脏，拒绝与他发生性关系，习惯性的拒绝后就会出现无性婚姻。

当婚姻中出现出轨和背叛时，有的人会出现报复性的想法——"我拒绝跟你做爱，因为你没有忠诚于我，我很受伤害"。感情中很多的争吵和矛盾也会导致无性婚姻的出现。

4. 性生活理念以及性技巧的缺乏，也会导致性生活的质量下降

我们大脑存在奖赏系统，这会影响我们的行为和举动。例如男性总是没有前戏，或者说女性无法很快进入性生活的状态，类似情况很容易导致夫妻性生活质量的下降。久而久之，这些情况如果没有得到及时的改善和调整，夫妻会进入无性婚姻的状态。

5. 综合社会多种因素形成的无性婚姻

潘绥铭教授在 2002 年的研究发现，如果用 1 ～ 100 分为性生活频率打分，生活在大城市的人们性生活最少，仅有 53 分——生活压力也是导致无性婚姻的重要原因。

其实包括日本在内的很多国家，很多年轻人会因为经济压力大、生活节奏快，没有时间过性生活。还有一种情况——丧偶式育儿，当女性把所有的精力都花在育儿、做家务上时，她在性生活方面会没有兴趣，进而夫妻双方走入无性婚姻的状态。

造成无性婚姻的局面是多元的、复杂的。从心理学的视角看，无性看起来是性爱的问题，其实深层次去看都是亲密关系的问题，无论是心理性的男性性功能障碍导致的无性婚姻，还是女性性欲缺乏导致的无性婚姻，背后都潜藏着一种声音：

男人和女人都在用性冷淡表达抗拒、不满意；

用性无感来挫败对方，表达怨恨和攻击；

用疼痛、恐惧来减少亲密、保持距离；

用无性和永远拒绝传递怨恨；

用高潮缺乏来让对方内疚；

用性功能障碍来逃避靠近和亲近；

总是用性不满呈现对双方关系未来的不确定和犹豫。

性问题有时是观察亲密关系的特殊工具。一段无性的婚姻关系则呈现了这两个人共同的某种状态，这种局面也很有可能是爱的源水在这段关系中被耗竭的结果，也有人声称无性婚姻就是无爱婚姻。

不过还是那句老话，情如饮水，冷暖自知，也许婚姻无性后就变成了一种友谊，这种友谊也是坚定不移的。只要两个人都觉得好，那么是否会有第三者，包括我们这些性心理专家的分析，都只是我们的猜测。你们开心就好。

无性婚姻并不是没有破局的可能，但前提是两个人都愿意面对这些痛苦，其间需要花费大量的时间和耐心。性爱是亲密关系的晴雨表，也是伴侣矛盾的黏合剂。

"拯救婚姻的从来不是性，但毁掉婚姻的往往都是性。"

我们需要正视亲密关系中性激情的缺失，然后及时去面对它、处理它。

找回丢失的激情并不是一朝一夕的事情，伴侣双方需要用细心、耐心、真心以及爱心的态度去解决问题。

1）找到原因，发现症结，明确责任

发现原因是为了更好地解决问题，而不是为了相互指责或者回避问题。如果是生理性的因素，比如男性性功能障碍，我们会建议积极寻求男科医生或者性治疗师的帮助，学习性生活的技巧和方法，让男性恢复状态，缓解紧张，找到自信。对于女性性交疼痛的问题，则有一系列行为治疗的方法，帮助女性逐步放松自己的身体，逐步接受阴茎进入阴道的过程。还有跟父母或孩子同住，总是很难找到合适的机会进行性爱等综合性的因素。

夫妻无性婚姻的原因有很多，肯定不是一个人导致的，夫妻双方都有责任。我们通常会用一个数值表去给男性或者女性做分析——你觉得造成你们现在这样的无性婚姻，有多少是自己的问题？然后明确自己的责任，并把这些责任细化，及时进行调整和改变。

2）准备行动

如果自己觉得不需要调整，不用行动。如果夫妻双方都觉得需要调整、改变，那就需要准备，包括知识上的准备和心态上的准备，一方面了解更多关于性与爱的知识，另一方面有面对问题、克服问题的决心和勇气。对于有些性生活不和谐的伴侣，我们建议夫妻暂停性接触，包括禁止牵手、拥抱等边缘性行为。先把性行为完全切断，然后再逐步一点点地建立新的模式。

3）逐步恢复

无性婚姻的原因很复杂，两个成年人已经进入一定的、某种固定化的互动模式中，解决问题不在一朝一夕。双方一定要非常细心地察觉，真心地去沟通，开诚布公地把所有关于性的问题摊开谈，如此才能解决所有的问题。要有耐心，也需要爱心。对于无性婚姻，最重要的并不是出现问题后才寻求帮助，而是在问题出现之前进行及时的预防和觉察，这需要对夫妻之间的性生活很敏感。当伴侣性生活的频率减少或质量下降时，往往意味着伴侣关系也在削弱，因此伴侣双方都需要对此保持敏感和觉察。当伴侣之间出现矛盾或冲突时，也可以通过性这种亲密的接触来进行修复。

性行为是夫妻关系的黏合剂，有些矛盾或者争吵，其实是可以通过性行为这种亲密的接触修复好的。因此，大家要善用这个工具，既要了解且懂得解读"晴雨表"，也要在夫妻关系出现问题或者出现矛盾时，善用黏合剂。

比利时心理学家埃丝特·佩瑞尔在《亲密陷阱——爱、欲望平衡的欲望》一书中写道："在夫妻生活中，亲密感与性爱是相互矛盾的。亲密感涉及两个人的承诺、安全以及稳定，是两个人的亲密的联合。亲密感与性爱是冲突的，因为性爱涉及到两个人的激情，需要浪漫、冒险、创新，是不稳定的。夫妻生活的关键就在于处理性与亲密感的动态平衡。"

所以，当我们没有办法寻找到这个平衡点时，我们会走入无性婚姻的境地，这也是生命的另一种体验。不过作为性学家，我们也曾有一个美好的期待就是性是美好的，爱是美好的，婚姻也是幸福的，我们力争把这三者完美的结合，然而这一切需要智慧和耐心。

三、你们的性爱匹配吗？

有很多人总是问我，在两个人的感情世界里，谁对谁错、谁好谁坏，我告诉他们"你们都没错，你们都是好人，但是你们不合适"。

在我看来，"不合适"是指两个人的性爱不匹配，而性爱匹配非常重要！

为什么"性爱匹配"这么重要？

因为性爱涉及人性深处的秘密，性爱匹配和协调意味在其他方面，比如饮食、兴趣爱好、价值观等方面，某种程度上可以达成和谐统一。

要知道，没有两个人是完全性匹配的。

男人和女人本来就是不同的，需要适配和磨合的过程，磨合这些不同的时候就是在沟通；等到这些不同变成了"和而不同"的时候，说明你们找到了彼此适应的沟通模式。**沟通是不分环境与事件的，在性方面和谐，在其他方面必然也和谐**，毕竟情侣之间还有什么问题比性问题更难沟通和解决的呢？

既然通过性匹配看伴侣匹配程度，如管中窥豹，可见一斑，那么我们非常有必要在恋爱和婚姻中看到性匹配的不同层面。

性匹配说的是两个人的性在生理、心理和社会方面的适应性，对于伴侣来说，最重要的是性态度和观念的匹配。

1. 性态度和观念的匹配

性态度和观念大体上分为消极的性观念和积极的性观念。具体而言，可能会有禁锢的、保守的、开明的、开放的、放纵的这些详细尺度。

如果你和伴侣在这个方面有特别大的分歧，比如说，他认为性是罪恶的、羞耻的、不洁的，而你认为性是自然的、美好的、健康的、愉快的，那么你们就出现了比较大的观念矛盾，而且存在这样的性观念认知差异，也意味着彼此的价值观、生活方式都存在着差异。性方面的不匹配，会导致生活中其他矛盾的出现。

但是，我们的性态度和观念是可以发生改变的，所以我们应该用发展的眼光去看待人和事情，这样也有利于关系的推进。因此，当伴侣出现这些不同的时候，倒也不必太过担心，毕竟人与人需要磨合。

怎么磨合呢？有以下几个要注意的地方。

第一，性在亲密关系中的重要性。

有人觉得性是无所谓的，有人觉得性在日后的关系中非常重要。这两种不同的认知形成了不同的文化。在欧美国家，人们可能会先上床，去体验彼此的性爱是否和谐，再来决定是否进入一段严肃的恋爱关系，最后再考虑婚姻；而在中国人最传统的婚恋模式中，大家可能是先恋爱，先进行情感和关系的约定，再结婚，最后再发生性关系。性被认为是一个仪式，放在了结婚以后。因此性对你们而言在亲密关系中占据着什么样的位置，应该是你们要讨论的第一个问题。如果大家都觉得性非常重要，也都很有兴趣去探索和发现，不回避性的问题，那就说明大家都有一个积极的性态度和观念。如果你发现伴侣对性的理解和你不一样，特别是对性在亲密关系中的作用有不一样的想法时，我们可以理解和接纳对方，这也意味着未来我们有更长的路要走。

第二，如果你们觉得性的确在亲密关系中占据了重要的位置，那你们要讨论婚前性行为和对于彼此性经历的看法。

如果在结婚以后才发现彼此的性不匹配、性生活不和谐，那时再做选择，会让大家都处于被动之中。婚前是否发生性行为本质上没有对错，随着时代的发展和观念的变革，在现代社会，婚前性行为正在被越来越多的人理解和接受。作为性教育工作者，我更喜欢用"你可以自由地选择"这样一个视角去做属于你们的决定。你需要做的就是权衡利弊，并对自己的行为负责。至于什么时候发生性关系，是否有过性经历，这些都需要和你的伴侣沟通和讨论。这些问题和事件的讨论会让你们更深入地认识和了解彼此，在某些方面可以达成共识，在某些方面可以求同存异，而在有些方面可能是不接受的状态。生活中的很多事都是没有对错之分的，只要你能够找到跟自己的观念一致或者可以相互包容和理解的人就可以了。

第三，关于出轨和背叛的看法。

谈论出轨是为了更好地预防和面对出轨。只有敞开心扉地告诉对方你不能接受的底线和原则，彼此才能更有安全感地向前走。比如你们怎么界定出轨？什么是身体出轨？什么是精神出轨？哪一个你更难接受？什么是开放式性关系？你怎么看待开放式关系？

伴随着时代和经济的发展，我们的亲密关系正在经历一个更加浮躁和动荡的环境，我们的婚姻制度正在经历各种变革和挑战，理解人性的善与恶有利于我们更好地面对生活中的挫折和苦难。

谈恋爱很大一部分都是在谈论性的态度和观念。性态度和价值观决定了性行为和表现，有些人观念很开放，但是行为很保守；有些人观念保守，却行为开放。这里充满了矛盾和冲突，需要我们坦诚地面对自己和伴侣，深入地沟通和发现。

2. 性偏好的匹配

性偏好的匹配，分为角色、体位。

首先来看一下角色方面的匹配，这方面最典型的例子是 SM（性虐恋）。对于很多人来说，大家没有特别的 S（施虐癖）或者 M（受虐癖）倾向，也没有明显的角色偏好，但我鼓励伴侣之间进行尝试，因为这也可以作为你们探索和发现的一部分。

不过在你们进行尝试之前，我希望你们能对这一领域有更多的了解和认识。在尝试之前，一定要跟伴侣深入地沟通彼此对这一领域的理解和看法。在性爱中进行角色扮演，本质上是把性爱当作一种成人的游戏，而玩好这个游戏的关键就是对规则的理解和遵守。

当然，我并不是提倡每个人都像 SM 中一样，把自己的定位及角色限制得那么死。角色扮演的目的是增加性爱中的情趣，增加新鲜感，如果你的伴侣不愿意，或者你自己觉得不舒服，那也别强求。

从深层次分析，角色的匹配涉及两个权力平衡，而这种权力平衡某种程度上是通过性爱游戏实现的，这对原本枯燥的夫妻生活有很大帮助。

除了在角色方面的匹配，还有体位方面的匹配。男性和女性对于性体位的偏好是不同的。比如有些女性更喜欢传统的男上位，因为这样的体位身体接触的面积大，两人的距离非常近，亲密感非常强烈。但有些男性不喜欢这种。我之前发过一条微博，问女生最喜欢的姿势，结果她们喜欢的姿势第一名是女上位，第二名是后入式。

我们在性爱生活中可能喜欢的姿势不一样，但我建议大家可以多去尝试不同的体位，因为不同的体位可能会带来不同的感受，并且可以在不同体位中，利用一些小技巧，比如说调整一下角度，这些都可以去尝试，也会有新鲜的感受。

在我的咨询之中，经常有女性抱怨男朋友总是逼她口交，很多女性不愿意去口交。因为这样的案例来咨询或者彼此发生很强烈的争吵的情况，都是比较常见的。

在我的观念里，接受也好，不接受也好，都有它一定的道理，没有统一的标准。如果你要我选择一个，从人类或者从性愉悦的角度来讲，我是鼓励大家去口交的，当然前提是保持一定的卫生和清洁。有数据显示，50%的男性想要伴侣给自己口交，当然，实施这个部分的女性可能只有30%左右。

这里面就存在着矛盾的部分。对方要求你口交，你不愿意怎么办？其实性爱中有矛盾是好事，所有的矛盾都表示着可以沟通、可以交流。如果对方对你已经没有了性欲望，别说口交了，连做爱都不会提起。

3. 性情趣的匹配以及浪漫的匹配

我有个学员，她去学了一些"江湖"上关于性魅力方面的女性媚惑术课程。学成回来，她就去买了一套性感内衣，洗完澡之后，穿着黑色的蕾丝吊带，很妖娆地爬到了老公的床上。老公看了她一眼之后，说"你神经病啊"——这就是因为两个人在性情趣和浪漫方面没有沟通，也不匹配。

对于有些比较传统的中国男人来讲，情趣这个概念并不那么容易接受。如果他们的女性伴侣买了跳蛋或者是震动棒，他们会觉得这是对自己性能力的侮辱，会觉得很伤自尊。另外在营造情趣氛围上他们也比较不在意，所以才有那么多人说"直男癌"的不好。在床上也是如此，男人总是过于关注时间，而时间并非决定性爱质量的关键因素。

最后一个部分是性魅力的匹配和性人格的匹配。

这一个部分实际上是对上面内容的总结。性魅力是指两性的相互吸引，包括我们的穿着、身材以及所散发出来的感觉。不同的人对身材、长相并没有统一的喜恶标准，重要的是找到吸引你的部分或你喜欢的部分。并且，自信也是性感的一个重要因素。不断地完善自我，通过好的恋爱、好的性体验，建立起自信，成为更好的自己。

综合性观念、性偏好和性魅力会形成一个人的性人格。如果两个人的人格能够很好地匹配，我们前面说到的任何问题都可能被解决。著名作家安东尼·吉登斯在《亲密关系的转变》一书中说："性行为已成为每个人的自我属性，是我们在一生中不断发展、定义、重新协商的属性。"这种属性就是一个人的性人格。但是在现实生活中，这种匹配的概率可能只有千分之一，而人一生谈恋爱的次数也就5到10次，极大概率遇不到那个跟你各方面都匹配的人。

缘分只能天定，关键还是要我们有智慧和能力与对方磨合。

希望你们都能遇到性爱观协同的那个人，在磨合的过程中多一些自我成长，少一点痛苦。

1. 性生活的状态既是一个人身心状态的晴雨表，也是两个人亲密关系的黏合剂。你要能读懂，还要灵活运用。

2. 性是美好的，爱需要勇气和智慧，性爱合一有难度、有挑战，但很美好，我们鼓励这种更能体现人性美好和尊严的性爱。

3. 在性与爱的问题中，大多数的问题没有绝对的对错或者好坏，有的只是是否合适或者哪一种选择利大于弊。

4. 重视亲密关系中的性问题，积极、努力地应对和解决。解决性问题就是在解决亲密关系中的问题。要努力使得彼此的关系在正循环之中。

5. 性是美好的，爱是美好的，性爱的融合是更美好的，这需要智慧，也需要能力。

6. 推荐阅读《爱的博弈：建立信任、避免背叛与不忠》一书，作者是美国的约翰·戈特曼和娜恩·西尔弗。本书除了理论，还有应对亲密关系中的冲突和矛盾的工具包。

后记

感谢您看到这里，无论您是认真地把这本书看完了，还是先翻到这里，这都是一种特别的缘分。

我是一名性教育工作者，同时也是性教育的受益者。在过去的十年中，我在微博上回答了超过 2 万个跟性有关的问题，参与我性教育课程和社群的朋友超过 5000 人，深度咨询的人也有 400 多人，累计咨询约 2000 小时。

我深刻意识到：一个人掌握的性知识和他拥有的性价值观，直接影响到他的亲密关系的幸福程度。因此，写这本书的目的，是希望把那些对我有用的知识和理念分享给大家，也希望大家借由对性的理解，对爱的理解，来收获高质量的亲密关系。

这本书的写作时间跨度比较大，从 2017 年写到 2021 年，几易其稿。我很庆幸这本书可以呈现在读者面前，跟大家大大方方地谈性，坦坦荡荡地说爱。当然，本书传递的知识、价值观和一些具体可行的操作方法都有可提升的空间。但若本书能够给读者带来一点启发，或者能在读者的思维里激起一点涟漪，作为作者，我已经很满足了。

感谢当初不遗余力地邀约我出书的张炜煜老师；感谢东方出版社的刘峥老师、鹿柴文化的李安老师；感谢给予我学术支持的专家学者：彭晓辉、姜辉、方刚、阮芳赋、马晓年、潘绥铭、刘文利、张玫玫、官锐园等；感谢信任我的来访者和学员，以及过去十年和我一起成长的性教育伙伴们。

我还想感谢自己在性教育领域的多年坚持和不屈不挠；感谢我的家人，特别是父母、妻子的默默支持；感谢我的三个孩子，是他们给了我无尽的勇气和力量。

愿这本书对你有用。

童 立

2022 年 4 月于武汉